癌痛管理实用手册

主　编　姚文秀　文　彦

副主编　赵　新　魏　阳　蒋　倩

顾　问　张文彬　万绍平

编　委　周　进　李　娟　卢　漫

金永东　尹序德　吴　萍

李　鑫　谢　华　卢　帆

唐建宁　董击夫　张玉萍

赵静怡　谢沛希　汪建琼

藕顺龙　秦小莉　宋莹婵茜

U0273054

四川科学技术出版社

图书在版编目（CIP）数据

癌痛管理实用手册 / 姚文秀，文彦主编 . -- 成都：
四川科学技术出版社，2022.6
ISBN 978-7-5727-0570-0

Ⅰ.①癌… Ⅱ.①姚… ②文… Ⅲ.①癌—疼痛—治
疗—手册 Ⅳ.①R730.5-62

中国版本图书馆CIP数据核字（2022）第093754号

癌痛管理实用手册
AITONG GUANLI SHIYONG SHOUCE

主　　编	姚文秀　文　彦

出 品 人	程佳月
策划编辑	林佳馥
责任编辑	仲　谋
责任出版	欧晓春
出版发行	四川科学技术出版社
	成都市锦江区三色路238号　邮政编码610023
	官方微博:http://e.weibo.com/sckjcbs
	官方微信公众号:sckjcbs
	传真:028-86361756
成品尺寸	118 mm×203 mm
印　　张	6.25
字　　数	150 千
印　　刷	成都市金雅迪彩色印刷有限公司
版　　次	2022年7月第1版
印　　次	2022年7月第1次印刷
定　　价	48.00元

ISBN 978-7-5727-0570-0

邮购:四川省成都市锦江区三色路238号新华之星A座25层
邮政编码:610023　电话:028-86361758

序　言

　　疼痛是癌症患者,尤其是晚期癌症患者最常见的痛苦症状,严重干扰患者的生活质量。对于晚期癌症患者,尽管癌症相关性疼痛(cancer related pain,CRP,以下简称"癌痛")的病因难以根除,但是如果能充分利用现有的疼痛诊疗知识和治疗手段,就可以缓解绝大多数患者的疼痛。

　　世界卫生组织(World Health Organization,WHO)于1986年,发布WHO癌症"三阶梯"镇痛治疗原则。中国于1990年开始推广WHO癌症"三阶梯"镇痛治疗原则。多年来,中国在癌痛规范化诊疗的专业知识推广与培训、麻醉性镇痛药的供应与管理、癌症治疗知识的科普宣传等多方面,做了大量卓有成效的改进工作。

　　麻醉性镇痛药,又称为阿片类药物,是中、重度癌痛治疗必不可少的镇痛药,也是国家的管制药品。为保障癌痛患者获得合理的镇痛治疗,中国在麻醉性镇痛药的供应与管理层面进行了一系列改革。例如,门诊开具麻醉性镇痛药处方用于癌痛治疗,从过去限于3天用量的规定,增加到可一次给予15天用量。医疗机构的麻醉性镇痛药每年用药量的供应,也从过去的国家分配制,改进到计划制,再改进到印鉴制,即获得《麻醉药品、第一类精神药品购用印鉴卡》的医疗机构,可根据临床需求,随时到本省、自治区、直辖市范围内的定点批发企业购入药品。肿瘤专科医师都需要接受并通过麻醉性镇痛药处方资格培训与考核,保障癌痛患者获得合理的镇痛治疗。近年来,麻醉性镇痛药也陆续纳入国家及各省市地区的医疗保险目录。麻醉性镇痛药供应管理政策的改进、临床获取麻醉性镇痛药物的可及性改进、医护人员癌痛诊疗知识的教育培训、全国创建癌痛规范化治疗示范病房等一系列改进,使中国的癌痛规范化诊疗工作显著进步,越来越多的癌痛患者能够在临床上获得合理镇痛治疗。尽管如此,中国癌痛治疗工作与大量癌痛患者需要镇痛治疗的基本需求之间,还有相当大的差距。同时,癌痛治疗发展的不平衡不仅存在于癌痛患者就诊的不同医院和科室之间,更在患者就诊的不同地区之间。

克服癌痛治疗发展的不平衡,满足广大癌痛患者合理镇痛基本需求,除需进一步普及癌痛规范化诊疗知识外,更需要提升各级医护人员诊治癌痛的实际工作能力。临床上,要安全有效地缓解癌症患者的疼痛,并方便患者长期镇痛,需要医护人员有丰富的专业知识,更需要医护人员的细心和耐心。

姚文秀、张文彬、文彦等专家编写《癌痛管理实用手册》,从临床实践出发,全面和简要地介绍了癌痛的发病机制、评估、治疗方法及不良反应的防治等常见临床问题,也深入浅出地探讨了临床癌痛诊疗的许多疑难问题。相信该临床实用手册能帮助医护人员在临床上提升癌痛的诊疗水平。

于世英

目 录

第一章　癌痛概论

第一节　癌痛的定义

一、癌痛的定义

1979年WHO和1986年国际疼痛协会(the International Association for the Study of Pain, IASP)分别对疼痛给予了定义。疼痛是组织损伤或潜在组织损伤所引起的不愉快感觉和情感体验,常伴有代谢、内分泌、呼吸、循环及心理等多方面改变。1995年,美国疼痛学会主席提出将疼痛列为继心率、血压、脉搏、呼吸之后的第五大生命体征。2018年,WHO首次将慢性疼痛作为独立的疾病列入国际疾病分类第十一次修订本(ICD-11)目录。2020年7月,IASP修订疼痛定义为"与实际或潜在组织损伤有关,或类似的不愉快的感觉和情绪体验"。

癌痛是疼痛的一种特殊类型,是由原发癌症(严格地讲,肿瘤分为良性肿瘤与恶性肿瘤;癌指上皮组织来源的恶性肿瘤,本书为便于表述,书中的"肿瘤"与"癌症"皆指恶性肿瘤)本身、肿瘤转移或癌症治疗引起的疼痛。

二、癌痛诊疗发展简史

早在公元前3世纪,古希腊哲学家西奥法奎斯特第一次记载了阿片的应用,这是对疼痛治疗的最早记载。公元前1世纪,阿拉伯医生何维嘉纳描述了冷冻、分散引起疼痛的物质和降低疼痛敏感性等缓解疼痛的方法,这应该是当今物理疗法镇痛的始祖。我国古代的医书《黄帝内经》记载了针灸治疗头痛、耳痛、腰痛和胃痛等疼痛证候。1930年,疼痛首次有了科学记载,法国外科医师莱瑞克认为疼痛是一种疾病状态,并发表了有关灼热痛及反射性交感神经萎缩症的论文。1936年,美国麻醉学家罗文斯教授创建了疼痛门诊,此后世界各国相继设立疼痛门诊,并以神经阻滞为主要治疗方法。1961年,美国伯尼卡和怀特教授在华盛顿大学建立疼痛诊所,这对现代疼痛诊疗模式产生了极大影响。1974年,国际疼痛研究会成立。1975年,*Pain*杂志出版。1984年,荷兰鹿特丹召开第一届疼痛治疗会议,同年WHO召开了癌痛综合治疗会议。1989年,我国成立了国际疼痛学会中国分会,即中华疼痛学会,1992年正式更名为"中华医学会疼痛学分会",韩济生院士任主任委员。2002年,IASP第10届世界疼痛大会达成"慢性疼痛是一种疾病"的共识。从2004年起,WHO与IASP开始在每年的10月举行"世界镇痛日"和"镇痛周"活动,推动"消除疼痛是人类基本权利"观念的发展。在我国,原卫生部于2007年发布卫医发〔2007〕227号文件指出,有条件的二级以上医院可增设一级诊疗科目"疼痛科"。疼痛科的建立是我国乃至世界疼痛医学领域上具有里程碑意义的重要事件。随着《癌痛规范化治疗示范病房标准(2011年版)》《癌症疼痛诊疗规范(2018年版)》等系列重要文件的发布与实施,我国的癌痛治疗也进入了崭新的阶段。

第二节 癌症、癌痛流行病学

癌症的发病率和死亡率在世界范围内均呈现逐渐上升的趋势。WHO下属国际癌症研究机构(IARC)发布全球癌症负担数据显示:2020年全球新发癌症病例1 929万例,其中男性1 006万例,女性923万例;2021年全球癌症死亡病例996万例,其中男性553万例,女性443万例。全球发病率前十的癌症分别是乳腺癌、肺癌、结直肠癌、前列腺癌、胃癌、肝癌、宫颈癌、食管癌、甲状腺癌、膀胱癌。这十种癌症占新发癌症总数的63%,其中乳腺癌新发病例高达226万例,超过肺癌,成为全球第一大癌。WHO估计到2040年,全球癌症新发例数将超过2 700万。我国是世界第一人口大国,癌症新发人数和死亡人数较多,并有自己的流行病学特征。

疼痛是癌症最常见的相关症状之一,死于癌症的患者中约70%有疼痛经历。疼痛在癌症各期均可出现,也可作为癌症的首发症状。进展期和终末期癌症中疼痛更为常见且严重。据WHO统计,25%~65%的癌症患者伴有不同程度的疼痛。其中早期患者为15%~30%,中期为40%~55%,晚期为50%~75%。一项针对40年癌痛诊疗发展的文献回顾性分析研究显示:64%的晚期癌症或转移性癌症患者有疼痛,59%的最近接受抗癌治疗的患者有疼痛,并且有1/3的患者甚至在完成有效治疗后仍有疼痛,其中50%以上为亟需干预的中、重度疼痛。另有一项系统的回顾性分析研究显示:尽管在2007至2013年癌痛治疗不足的患者比例下降了25%,但是大约1/3的癌症生存者的疼痛仍然没有得到足够的治疗。

癌痛可为急性疼痛和慢性疼痛，但以慢性疼痛为主。其中，肿瘤直接引起的疼痛（如组织毁坏、肿瘤压迫、阻塞、肿瘤溃烂等）约占88%；肿瘤治疗（手术、放疗、化疗药物等）引起的疼痛约占11%，如放射性神经炎、口腔炎、皮肤炎，放射性骨坏死，手术后患肢痛；肿瘤间接引起的疼痛约占1%。

肿瘤的原发部位不同，癌痛的患病率亦不同。其中，头颈部肿瘤、泌尿生殖系统肿瘤、食管肿瘤癌痛患病率分别为80%、77%、74%。欧洲的一项研究显示癌痛患病率较高的肿瘤是胰腺癌、骨肿瘤、脑肿瘤、肺癌、头颈部肿瘤。国内报道的4 492例重度癌痛患者中，肺癌及消化系统肿瘤的比例较高，其中消化系统肿瘤1 763例，占39.2%，肺癌1 477例，占32.9%，其余依次是头颈部肿瘤、妇科肿瘤、乳腺癌、泌尿系统肿瘤、骨肉瘤等。

尽管癌痛是肿瘤的常见症状，但由于各种原因，癌痛的流行病学报道结论不尽一致。目前，我们还需加强对癌痛的重视及深入研究。

第三节　癌痛的治疗现状、问题及展望

一、癌痛的治疗现状

（一）癌痛的认识和评估现状

疼痛是癌症患者最常见和难以忍受的症状之一，严重地影响癌症患者的生活质量。初诊癌症患者的疼痛发生率约为25%，而晚期癌症患者的疼痛发生率可为

60%～80%,其中1/3的患者为重度疼痛。控制疼痛是患者的基本权益,也是医护人员的职责和义务。

及时、有效地控制癌痛,可以有效地缓解患者的疼痛症状,减轻其焦虑、抑郁、乏力、失眠以及食欲减退等症状,显著改善患者的日常活动能力和整体生活质量。对于癌痛患者应当进行常规筛查、规范评估并有效地控制疼痛,强调全方位和全程管理,还应当做好患者及其家属的宣教。在癌痛的规范化治疗过程中,正确评估癌痛程度对有效的镇痛治疗至关重要。目前应用于癌痛评估的工具主要分两类:疼痛程度评估工具和全面评估工具。疼痛程度评估工具又分自评工具和他评工具,常见自评工具包括数字评分量表(numerical rating scale, NRS)、口述分级(verbal rating scale, VRS)、视觉模拟量表(visual analogue scale, VAS)、改良面部表情疼痛评估工具(faces pain scale-revised,FPS-R)等。他评工具即成人疼痛行为评估量表。癌痛评估时应当遵循"常规、量化、全面、动态"的原则。

1.常规评估

癌痛常规评估是指医护人员主动询问癌症患者有无疼痛,并且及时进行相应的病历记录,一般情况下应当在患者入院后8小时内完成。

2.量化评估

量化评估疼痛时,应当重点评估最近24小时内患者最严重和最轻的疼痛程度,以及日常情况的疼痛程度。量化评估也应在患者入院后8小时内完成。

3.全面评估

癌痛全面评估是指全面评估疼痛病因和类型(躯体性、内脏性或神经病理性)、疼痛发作情况(疼痛的部位、性质、程度、加重或减轻的因素)、镇痛治疗情况、重要器官功能情况、心理精神情况、家庭和社会支持情况及既往史(如精神病史、药物滥用史)等。

4.动态评估

癌痛动态评估是指持续、动态地监测、评估癌痛患者的疼痛症状及变化情况,包括疼痛病因、部位、性质、程度变化、爆发性疼痛发作、疼痛减轻和加重因素、镇痛效果及不良反应等。动态评估对阿片类药物起始剂量滴定尤为重要。

(二)癌痛治疗总体原则

癌痛应遵循综合治疗原则,即根据患者病情和身体状况,应用恰当的镇痛治疗手段,及早、持续、有效地消除疼痛,并预防和控制药物的不良反应,降低疼痛和有关治疗带来的心理负担,提高患者生活质量。其治疗方法有:病因治疗、药物治疗和非药物治疗。

1.病因治疗

即针对引起癌痛的病因进行治疗。癌痛的主要病因是癌症本身和(或)并发症,需要给予针对性的抗癌治疗,包括手术、放疗、化疗、分子靶向治疗、免疫治疗及中医药治疗等。病因治疗可以从根本上减轻或解除癌痛。

2.药物治疗

药物治疗是控制慢性癌痛的主要方法,非甾体抗炎药(NSAID)、阿片类药物以及复方镇痛制剂等是目前用于治疗癌痛的常用药物。WHO在1986年提出治疗癌痛的"三阶梯"镇痛治疗方案,我国原卫生部也于1991年正式发文,在全国推广癌痛"三阶梯"镇痛治疗方案:①轻度癌痛患者使用非阿片类镇痛药,并视病情同时使用或不用辅助类药物;②中度癌痛患者,药物治疗可以逐渐过渡到弱阿片类镇痛药,视病情决定是否需要同时使用非固醇类药物和辅助类药物;③中度到重度疼痛的晚期癌症患者,可选用强阿片类镇痛药,同时也可考虑是否合并使用非固醇类和辅助类药物。

3.非药物治疗

目前,通过合理用药可以使80%～90%的癌痛患者疼痛得以缓解,还有10%～20%的癌痛需要通过非药物治疗来解除。非药物治疗包括物理、介入、心理、局部治疗等常规手段,可作为药物治疗的补充联合应用,有助于减少镇痛药的使用剂量或推迟用药的升级,亦可改善患者的不良情绪,减轻疼痛和治疗的不良反应。

二、癌痛治疗的问题及展望

WHO曾提出于2000年达到在全世界范围内"使癌症患者无痛"的目标。然而,直至今日,许多发展中国家,甚至发达国家距此目标仍有差距。我国政府为了推行癌症"三阶梯"镇痛治疗等原则,规范癌痛治疗和改善患者生活质量,由国家卫生健康委员会对相应政策规定进行了一系列的调整,诸如取消了医疗机构吗啡限量供应制度等。另外,2000年版《中华人民共和国药典(二部)临床用药须知》规定,晚期癌症患者使用吗啡不受极量限制,临床应根据患者实际需求决定用量。2005年,国务院出台了新的《麻醉药品和精神药品管理条例》,参照了国际公约,同时充分考虑了我国的实际情况,体现了"管得住,用得上"的原则。该条例于2016年二次修订。尽管如此,我国癌痛的规范化治疗仍存在诸多问题。

首先,我国吗啡消耗量,尤其是人均消耗量仍处于世界较低水平。WHO以一个国家的吗啡消耗量作为衡量该国疼痛控制水平、癌痛规范化治疗的金标准。2000年我国吗啡消耗量(162 kg)只占全球总量的0.7%,平均每人0.13 mg,只有发达国家人均用量的0.6%,并且只达到发展中国家平均用量的34.2%。近20年,先后有123个国家向联合国国际麻醉品管制局(INCB)报送吗啡的医疗消耗量,我国排名第107位,处于低水平档(每人<1 mg),并且居相当靠后的位置。我国的吗啡消耗量若要达到平均每人1 mg,全国吗啡年消耗总量就必须从目前的162.0 kg大幅度增至1 242.6 kg,可见差距仍然较为巨大。据2007年全球麻醉药品的使用情况数据显示,美国人口占全世界的4.9%,其医用吗啡消耗量却占全球的58.7%。相反,我国约占世界20%的人口,而2007年医用吗啡消耗量只占1.6%。由于历史原因,患者和医护人员对麻醉药品顾虑大。一方面患者及家属对阿片类药物成瘾性的恐惧导致服用药物依从性较差,癌痛不能有效控制;另一方面,部分医护人员对疼痛知识掌握不够,不能正确评估癌痛,导致用药偏差。

癌痛管理不仅是医疗问题,同时也是社会问题,它涉及心理、社会、经济等多方面因素。因此,在提高医护人员癌痛管理专业知识和技能的基础上,也应该加强对患者及其家属的健康教育,充分发挥患者在自身疼痛管理中的主动性,最终达到理想的疼痛控制目标。

(周进)

第二章 癌痛的原因、常见类型和机制

第一节 引起癌痛的原因

引起癌痛的因素包括躯体因素和社会心理精神因素两大因素。躯体因素又分为肿瘤直接引起的疼痛、肿瘤治疗引起的疼痛、肿瘤间接引起的疼痛、非肿瘤本身引起的疼痛。所以,肿瘤患者疼痛的原因必须明确诊断。

一、肿瘤直接引起的疼痛

这是癌痛的主要原因,占75%~80%,主要是肿瘤引起以下几方面病变。

（一）组织毁坏

当肿瘤侵及肌肉、胸腹膜或神经,或侵及骨膜或骨髓腔使其压力增高时,患者可出现疼痛,如骨转移瘤、骨原发肿瘤所致的骨痛,肺癌侵及胸膜可致胸痛,肺尖部肿瘤侵及臂丛可出现肩臂疼痛等。

（二）压迫

脑肿瘤可引起头痛及脑神经痛;鼻咽癌颈部转移可压迫臂神经丛或颈神经丛,引起颈、肩、臂痛;腹膜后肿瘤压迫腰、腹腔神经丛,可引起腰、腹疼痛。神经组织受肿瘤压迫常常并存神经受侵犯。

（三）阻塞

空腔脏器或血管、淋巴管被肿瘤阻塞时，可出现不适、痉挛，完全阻塞时可出现剧烈绞痛，如胃、肠及胰头癌等；另外，乳腺癌腋窝淋巴结转移时，可压迫腋淋巴管及血管引起患肢手臂肿胀、疼痛。

（四）张力

原发及肝转移肿瘤生长迅速时，肝包膜被过度牵拉、绷紧，便可出现右上腹剧烈胀痛，空腔脏器被牵拉、膨胀也会引起疼痛。

（五）肿瘤溃烂

肿瘤溃烂，导致局部炎症及水肿可引起疼痛。

二、肿瘤治疗引起的疼痛

此种疼痛是肿瘤治疗的常见并发症，如放射性口腔炎、皮肤炎，放射性纤维化、放射性神经炎、脊髓炎等所致疼痛；化疗药物渗漏引起组织坏死，化疗引起的栓塞性静脉炎、黏膜损害、周围神经病变等所致疼痛；手术治疗引发神经损伤、切口瘢痕、脏器粘连等而引起的疼痛、幻肢痛；各种穿刺操作（如静脉穿刺、腰椎穿刺、骨髓穿刺）也会导致急性短暂的疼痛。

三、肿瘤间接引起的疼痛

肿瘤衰竭患者可因长期卧床并发压力性损伤、机体免疫力低下引起局部感染，或患带状疱疹而产生疼痛。另外，前列腺、肺、乳腺、甲状腺癌等出现骨转移引起病理性骨折，胃肠肿瘤引起空腔脏器的穿孔、梗阻、肌痉挛等也可导致疼痛。

四、非肿瘤本身引起的疼痛

此类疼痛包括癌症患者原有骨关节炎、骨质疏松、椎间盘膨出、动脉瘤引起的疼痛,糖尿病性末梢神经损害引起的疼痛等。

五、社会心理精神因素

少数癌症患者还存在社会、心理、精神因素引起的疼痛。①焦虑:丧失生活信心,对癌痛等晚期症状、死亡的恐惧,担心家庭破裂及经济状况,失去尊严及对机体的控制能力。②抑郁:失去社会、经济地位,失去在家庭中的作用,慢性疲劳、失眠、失望、毁容等。③愤怒:长期疾病折磨、延误诊断、治疗失败、没有医护人员及亲属陪伴、朋友少探望等。这些社会、心理、精神因素也会导致患者出现或加重疼痛。

第二节 癌痛的分类

一、按疼痛病程分类

癌痛根据持续时间可分为急性癌痛和慢性癌痛。按急慢性癌痛划分有助于确定病情,辅助诊断。

(一)急性癌痛

急性癌痛有明确的开始时间,持续时间较短,小于 1 个月,并可确认原因,例如化疗引起的胃炎,胸、腹肿瘤切除术后的急性疼痛。此类疼痛可伴或不伴有明显的疼痛行为:呻吟、痛苦表情或因扭动需固定身体,出现情绪焦虑、交感神经功能亢进体征(出汗、血压升高、心动过速等）。急性癌痛多提示疾病早期或治疗期的治疗反应，通过直接镇痛或抗肿瘤治疗，疼痛会很快缓解、消失。

（二）慢性癌痛

慢性癌痛是指持续3个月以上的疼痛。慢性癌痛与急性癌痛的显著区别在于患者通常回忆不起疼痛开始的时间。慢性癌痛是由于肿瘤进展压迫脏器或致脏器包膜膨胀、侵犯神经而引起的疼痛，反复发生、持续存在、不断加重。如果肿瘤没有得到有效治疗，癌痛一旦出现不可自行消失，患者常常情绪低落伴焦虑、抑郁症状。慢性癌痛是医护人员面临的难题，需要医护人员仔细评价患者的疼痛程度及情绪变化，借助辅助治疗方法来缓解患者疼痛或抑郁状态。

由于大多数慢性癌痛患者的预计生存期有限，所以治疗用药通常较少考虑药物的依赖性或药物可能引起的长期毒性。

二、按解剖学分类

癌痛可分为躯体痛和内脏痛，这种分类法对于临床选择治疗方法有重要意义。

（一）躯体痛

躯体痛由肿瘤压迫、浸润、转移，激活分布于皮肤、肌肉、骨骼、关节、肌腱及其他结缔组织中的伤害感受器所致。疼痛的性质可为急性或慢性，并可分为体表疼痛（皮肤）或深部疼痛（骨骼、关节、肌肉、肌腱、筋膜）。体表疼痛通常比较强烈，容易定位；深部疼痛不强烈，部位较弥散。

（二）内脏痛

内脏痛由骨盆、胸腹部的脏器受肿瘤浸润、压迫或膨胀、牵拉以及血管病变引起。典型的内脏痛被描述为性质不明确、分布不清楚，常表现为胀痛、钝痛、酸痛、牵扯痛、压榨样的疼痛，多伴有呼吸、血压变化以及出汗、竖毛、呕吐、肌紧张等反应。这种疼痛由无髓鞘C纤维传递，定位常不明确，其原因是一个脏器的传入纤维常常经几个节段的脊神经进入中枢，而一个节段的脊神经又可包括几个脏器的传入纤维。例如，胃传入节段包括第6~9胸椎，与肝、胆、胰、脾、十二指肠等重叠，因而疼痛常较弥散而难以准确定位。

三、按病理机制分类

癌痛还可分为伤害感受性疼痛、神经病理性疼痛和混合性疼痛。此种分类有助于确定疼痛来源，采用有针对性的治疗方案。

（一）伤害感受性疼痛

肿瘤浸润、压迫致躯体和内脏结构破坏，最终激活伤害感受器引起疼痛，此时神经系统基本完好无损。NSAID及阿片类药物治疗伤害感受性疼痛疗效肯定而且有量效比例关系，但辅助镇痛药物对伤害感受性疼痛似乎毫无作用。必要时可行神经阻滞或手术等治疗，治疗后疼痛常可获得明显缓解。

（二）神经病理性疼痛

由外周或中枢神经系统遭受伤害或疾病发生异常改变产生自发性冲动，引起痛感投射到神经起源部位所致。癌症患者神经病理性疼痛的常见病因为肿瘤直接浸润受压神经丛、神经根、脊髓或因肿瘤治疗如手术操作引起外周或中枢神经损害，长春碱、紫杉醇、顺铂化疗药所致神经炎，放疗所致神经丛病，疱疹后神经痛或糖尿病引起神经病变。

神经病理性疼痛的特点：①疼痛通常定位差，多为持续性，也可表现为间断针刺、撕裂感。可形容为灼痛、电击样痛或感觉迟钝、异常，如麻木、麻刺、触痛，部分伴有交感神经功能障碍，如皮肤血管扩张、皮温增高、出汗改变。②症状和损伤强度不成正比，在没有任何外伤、损伤性刺激情况下，局部或区域可出现自发性（突发性）疼痛。疼痛部位可能因轻微碰触而疼痛加剧，如接触衣服或床单。

神经病理性疼痛的治疗远比伤害感受性疼痛复杂，这是由于其对"常规"用量的阿片类药物不敏感，往往需要加用辅助镇痛药，包括抗抑郁药、抗惊厥药，甚至需要采取神经阻滞治疗。

（三）混合性疼痛

癌症患者的疼痛更多是既有伤害感受性疼痛又有神经病理性疼痛的两类混合性疼痛，在疼痛控制上除使用阿片类药物，常需联用抗抑郁药、抗惊厥药。

四、从药理学角度分类

根据疼痛对阿片类药物的反应性可分为阿片无反应性疼痛、阿片部分反应性疼痛、阿片反应性疼痛不能使用阿片类药物、阿片反应性疼痛能使用阿片类药物四种类型。

（一）阿片无反应性疼痛

如肌肉痛、脊髓损伤所致去传入性疼痛、截肢所致的幻肢痛。这类疼痛使用阿片类药物疗效差。

（二）阿片部分反应性疼痛

如骨痛、神经压迫痛及其他类固醇反应性疼痛。这类疼痛使用阿片类药物疗效较差。

（三）阿片反应性疼痛不能使用阿片类药物

如肠痉挛性疼痛及胃挤压综合征。这类疼痛不能使用阿片类药物。

（四）阿片反应性疼痛能使用阿片类药物

绝大多数癌痛对阿片类药物有较好反应，并且主张使用阿片类药物。

从上述分类我们可以看到阿片类药物也不是"万能药"及"灵丹妙药"。阿片类药物敏感性可以作为特定患者选择最佳治疗策略的依据，有时需要联用抗抑郁药、抗惊厥药，甚至需要介入等手段来干预镇痛治疗。

五、按疼痛的程度分类

癌痛按程度可分为轻度癌痛、中度癌痛和重度癌痛。癌痛患者中 50% 为中、重度疼痛，30% 左右为难以忍受的重度疼痛。在临床上，常常根据疼痛程度确定所用镇痛药物种类（轻度疼痛用 NSAID，各种阿片类药物用于中、重度疼痛），并需要定期动态测定以判断治疗效果。

六、按临床表现综合征分类

依据临床表现综合征划分癌痛的方法已越来越受重视，可为病因学、预后及制定有效治疗措施提供有价值的依据。临床上常分为骨转移瘤痛、硬膜外脊髓压迫痛、臂丛神经和腰骶丛神经病变痛、脑神经及相关头面部痛、脑脊膜癌病痛等。

七、按疼痛发作特点分类

癌痛按发作特点可分为持续性疼痛、间歇性疼痛、混合性疼痛、突发性疼痛。此种分类有助于确定适合的镇痛用药时间间隔（如按时给药、不间断用药、不间断用药+必要时给药）。

（一）持续性疼痛

癌痛可以是持续不间断的疼痛,此时应该依照24小时给药方案,按时用药而不是按需用药。这种治疗方法旨在积极预防疼痛发作而不是被动地治疗疼痛。

（二）不可预知的间歇性疼痛

24小时给药方案常不能在疼痛发作时达到有效镇痛的目的,而无痛间期又可能出现明显镇静等不良反应。采用必要时给药的方式,运用起效快、作用时间短的即时强效镇痛药,常能有效治疗间歇性疼痛。

（三）突发性疼痛

突发性疼痛是指在持续性疼痛的基础上间歇性加剧的疼痛,此类疼痛可以是自发,也可以由特定动作如翻身、行走、解大便等引起,突发性疼痛还可能与24小时给药方案后期失效（不能维持固定的缓解时间）有关,需要调整长效阿片类药物的剂量或给药次数使之得到有效的控制。突发性疼痛发作时需用起效快的短效镇痛药作为补充预防用药。

（赵新）

第三节　癌痛的病理机制

疼痛的发生是由疼痛感受器、传导神经纤维、疼痛中枢共同参与完成的一种生理防御机制。痛觉伤害性感受器是Aδ纤维和C纤维末梢,是周围神经的组成部分,广泛分布于机体的皮肤、肌肉、关节和内脏组织,直接接受伤害性刺激或间接被致痛物质所激活,其细胞体位于脊神经节中。伤害性刺激作用于疼痛感受器后转变成神经冲动(伤害性信息),通过相应的感觉传入通路进入中枢神经系统,经丘脑后直到大脑边缘系统和大脑皮质,经过各级中枢分辨及处理整合后产生疼痛感觉和疼痛反应。

癌痛的病理机制目前尚不完全清楚,一般认为癌痛是一种机制独特而复杂的慢性疼痛,可以说它是既具有伤害性疼痛特征又具有病理性疼痛(包括炎症性疼痛和神经病理性疼痛)特征的复合类型疼痛,是区别于炎症性疼痛的另一种疼痛。肿瘤造成骨质破坏、反应性肌肉痉挛、局部和血液钙离子浓度升高及炎症介质释放等都可能参与癌痛的产生。但在癌症发展并没有出现炎症和神经损伤的早期阶段,也可出现痛觉过敏、触诱发痛和自发痛,并且不伴有炎症和神经损伤所引起的信号因子的变化。另外,骨瘤疼痛的机制与肿瘤的类型以及肿瘤生长引起神经压迫与损伤有关。在癌痛早期,以肿瘤细胞、炎症细胞产生的致痛物质以及破骨细胞的持续活化所致的初级传入神经敏化为主;在癌痛后期,肿瘤生长引起的神经压迫与损伤参与了癌痛的发生过程。癌痛由多种机制参与,在临床患者中,不同机制可以相继或同时发生,致使神经活动的改变十分复杂。每个致病因素都发挥着不同的作用,在不同个体中最终引发癌痛的病变也不相同,这就解释了为什么癌痛的临床表现具有多样性。

一、伤害感受性疼痛

癌痛的病理基础是伤害感受性疼痛。伤害感受性疼痛的病理机制也是疼痛形成的神经传导基本过程。

（一）痛觉传感

皮肤、躯体（肌肉、肌腱、关节、骨膜和骨骼）、血管、淋巴管、内脏中的游离神经末梢是疼痛的外周伤害性感受器。

肿瘤压迫浸润、手术切除、穿刺操作或放疗等物理刺激，化疗药物渗漏的化学刺激，导致局部组织破坏，释放各种内源性致痛因子。例如：①直接从损伤细胞中溢出的致痛因子 5-羟色胺（5-HT）、组胺、乙酰胆碱、三磷酸腺苷（ATP）、H^+ 和 K^+ 等；②损伤细胞释放出有关的酶，在局部合成致痛因子前列腺素、缓激肽等；③伤害性感受器本身释放的致痛因子 P 物质。这些致痛因子激活伤害性感受器，可发生一系列神经生理、病理变化。

（二）痛觉上行传递

疼痛信号由轴突有髓鞘 Aδ 纤维和无髓鞘 C 纤维一级传入纤维传入背根神经节内初级神经元，然后传递到脊髓背角次级神经元，经过初步整合后，一方面作用于腹侧运动细胞，引起局部的防御性反射，如肌肉痉挛等，另一方面继续向上传递 1~2 节内交叉至对侧的腹外侧，与二级神经元形成轴突，并组成脊髓丘脑束继续向上传递至丘脑。Aδ 纤维是一种有髓神经纤维，直径为 1~4 μm，C 纤维是无髓神经纤维，直径较细，为 0.2~1.0 μm。单一的疼痛刺激引起双重感觉，两种纤维同时活动，但冲动到达中枢的时间不同，C 纤维比 Aδ 纤维慢 1.4 秒。刺激之后，先感到快速、定位精确但不剧烈的锐痛，继而是弥散的钝痛，程度较强，前者称为"第一疼痛"，后者称为"第二疼痛"。内脏感觉的传入通路基本上与躯体一致，但 C

纤维占多数,为80%。

（三）皮质和边缘系统的疼痛整合

丘脑既是各种躯体感觉信息进入大脑皮质之前最重要的传递中枢,也是重要的整合中枢。脊髓丘脑束进入丘脑后形成二级神经元,发出纤维:①至白质、扣带回和额叶,产生躯体的疼痛感觉,包括疼痛的特性、强度和部位;②与网状结构和丘脑核相连,因此在感到疼痛时,呼吸和循环会受到影响;③延伸至边缘系统、额叶和扣带回,导致疼痛的情绪变化;④与垂体相连,引起内分泌系统改变;⑤与上行网状激活系统相连,影响注意力和警觉力,最终通过各级中枢分辨及处理整合后产生疼痛感觉和疼痛反应。

二、神经病理性疼痛

癌痛是一种既具有伤害感受性疼痛又具有神经病理性疼痛特征的复合类型疼痛。神经病理性疼痛主要是由肿瘤直接压迫和浸润外周神经（包括支配骨和骨膜的感觉神经）,或由手术、放疗、化疗药物或水痘-带状疱疹病毒感染破坏了外周传入神经纤维的完整性,或肿瘤患者合并脑卒中,或肿瘤浸润脊髓、脑实质引起中枢神经纤维及神经元的损伤和炎症所致,在动物模型中表现出外周传入神经敏化、中枢敏化。

（一）癌痛与外周传入神经敏化

癌痛的外周传入神经敏化病理机制主要包括以下几个方面。

1.伤害感受器、神经元过度兴奋

（1）癌痛动物模型的建立证实,持续存在的疼痛本身可以进行性加重,其原因是在疼痛信号的持续刺激下,背根神经节(DRG)的初级感觉神经元可发生可塑性变化,同时可激活沉默伤害性感受器(在生理状态下有相当数量的C纤维对常规的伤害性刺激不产生反应,但在组织炎症时可产生强烈的持续性反应),外周神经敏感性增加,表现出痛阈降低、痛觉反应增强(痛觉过敏)和非伤害性刺激引发伤害性反应(触诱发痛)。敏化后,损伤区周围的阈下非伤害性刺激也成为伤害性刺激。

(2)肿瘤直接浸润或压迫神经、神经丛、神经根引起外周传入神经敏化。通过对动物模型的观察,肿瘤本身浸润、压迫神经及肿瘤和免疫细胞释放的许多因子,包括内皮素、前列腺素、肿瘤坏死因子(TNF)以及肿瘤产生的H^+可以引起外周神经纤维病变,伤害性传入通路敏感性增强或自发地兴奋。肿瘤细胞还可以产生蛋白水解酶,通过致敏外周伤害性感受器或直接激活初级传入神经元上的特异受体而发挥作用,导致癌痛的持续产生。

(3)通过多种如长春新碱、铂类化合物、紫杉醇等化疗药物导致的周围神经病变模型观察到机械和温度刺激痛觉异常和痛觉过敏,其机制是化疗药物的神经毒性作用:①引起表皮内神经元缺失,神经纤维的部分缺失和变性使神经的兴奋性增强,长春新碱和紫杉醇能够引起温觉和冷感觉特异性 Aδ 和C纤维缺失,导致冷热感觉异常;②外周神经元线粒体改变,紫杉醇、长春新碱、硼替佐米和顺铂能够引起线粒体通透性转换孔(mPTP)开放,细胞内Ca^{2+}释放,激活含半胱氨酸的天冬氨酸蛋白水解酶与细胞凋亡通路,硼替佐米能够使脊髓DRG内卫星细胞的线粒体及内质网肿胀、空泡化,受损的神经元敏感性增加。

（4）放疗可直接引起神经元损害或引起神经血液循环和营养障碍致继发性神经损害。肿瘤骨转移动物模型研究发现，肿瘤在破骨的过程中，损伤或浸润损害分布于骨髓腔内的感觉神经元，或水痘-带状疱疹病毒感染引起DRG内神经元损伤，可致感觉传入小纤维（包括伤害性感受器）的活性增高。

2.损伤神经异位放电

所谓异位放电就是一些本不该产生自发电活动的部位产生了自发放电，比如外周神经的轴突、DRG。

（1）手术切除引起神经破坏，导致局部损伤处神经纤维痛阈降低。横断性神经损伤可能在中枢残端局部形成神经瘤状结构，虽然受损器官的末梢感受器不能诱发任何疼痛，但患者会感到神经支配的原靶器官产生幻肢痛或自发性疼痛。神经损伤诱发异位放电是受损神经在无任何外部刺激的条件下产生高频簇状放电，导致痛觉过敏和感觉异常。

（2）水痘-带状疱疹病毒感染导致DRG神经元及轴突损伤，受损的神经元胞体膜上离子通道的密度和开放特性发生改变从而产生异常放电。异位放电的最大特点是"自发性"，它不反映外周的刺激性质和强度；另一个特点是重复的额外放电，表现为对单刺激产生额外多次反复放电，最终出现自发性疼痛。

3.痛觉传导离子通道和受体异常

（1）紫杉醇和长春新碱、硼替佐米和顺铂使DRG内神经元的 K^+、Na^+、Cl^-、Ca^{2+} 等相关离子通道发生异常改变，如 Ca^{2+} 大量进入细胞，激活NO合成产生过氧化物，对神经元产生细胞毒性；奥沙利铂可以导致DRG的 Na^+ 离子流增加引起感觉异常和肌束颤动；奥沙利铂还可以降低内向整流型钾离子通道（TREK1）和机械敏感型钾通道(TRAAK)的表达,或增加环核苷酸门控通道(HCN)表达来增强神经元兴奋性,引起伤害性受体的高反应性。

(2)在骨癌痛动物模型中,患侧破骨细胞大量增殖,并且分泌一些生物活性物质造成骨质破坏,同时邻近组织微环境呈酸性,H^+激活初级感觉神经元上的酸敏感性离子通道,从而引起痛觉过敏。

(3)皮肤内朗格汉斯细胞增加,胶质细胞、巨噬细胞、朗格汉斯细胞释放的肿瘤坏死因子(TNF-α)、白介素(IL-1、IL-6)增加,可以使N-甲基-D-天门冬氨酸(NMDA)及DRG神经元的5-HT受体增加,导致外周伤害性神经纤维敏感性增加。

4.相邻的未损伤神经纤维兴奋性增加

(1)各种原因导致神经损害,受损神经纤维及巨噬细胞释放神经生长因子(NGF)及胶质细胞源性神经因子,并释放IL-1、IL-6和肿瘤坏死因子等多种炎性因子,作用于相邻未损伤神经纤维和末梢,引起未损伤纤维的兴奋性增加。

(2)化疗药物神经毒性或疾病致神经轴突损伤而脱髓鞘,纤维之间绝缘作用减弱,当某一纤维被激活时,去极化的电位便扩散到相邻的静息纤维并诱导它们也放电。

(二)癌痛与中枢敏化

中枢敏化很大程度是在外周敏化的基础上形成的,通过多种神经损伤动物模型观察到神经受损引起的疼痛,最终造成中枢多部位结构重塑。其病理机制包括以下几个方面。

1.脊髓背角神经元敏化

(1)肿瘤细胞通过释放各种因子导致初级感觉神

经元异常兴奋,不断的外周刺激导致传入纤维在脊髓背角持续释放神经递质、细胞因子、P物质等,作用于脊髓背角神经元,导致背角神经元对外来的传入信号兴奋性增高、感受区域的扩大,对伤害或非伤害刺激的反应增强。

(2)异常的神经冲动导致DRG内的胶质细胞等合成释放新的神经递质如内皮素,或对现存递质如兴奋性氨基酸(EAA)、P物质(SP)、降钙素基因相关肽(CGRP)等进行调制,这些神经化学改变可使脊髓对痛觉信息的应答增强。从化疗导致的周围神经病变(CIPN)模型中,可发现顺铂导致背角中的广动力域(WDR)神经元自发放电明显高于一般的伤害性刺激所引发的放电,从而产生中枢敏化。

(3)手术导致局部组织及神经损伤后,持续伤害性刺激可以诱发脊髓背角神经细胞释放EAA。EAA反复刺激离子型谷氨酸(AMPA/Kanate)受体,引起神经细胞去极化而解除Mg^{2+}对谷氨酸受体的阻断,EAA还可激活NMDA受体,提高脊髓神经元兴奋性,使细胞内信息传递系统发生改变从而产生中枢神经系统结构、功能改变。另外脊髓背角和DRG神经元的5-羟色胺2A(5-HT_{2A})受体增加,也可致外周伤害性神经纤维和脊髓背角神经元敏感性增加。

2.脊髓背角Aβ有髓鞘纤维传入末梢出芽

脊髓背角Aβ纤维进入正常由C纤维占据的区域,形成新的突触联系,使原被高阈值的C纤维传入激活的神经元也被低阈值的Aβ纤维激活,导致非伤害性刺激在脊髓放大为伤害性刺激,出现痛觉超敏。

3.中枢抑制性中间神经元的功能下降

脊髓背角存在由γ-氨基丁酸(GABA)、甘氨酸和阿片肽等介导的抑制系统,抑制性中间神经元能抑制C纤维释放神经递质,从而抑制伤害性信息传递。肿瘤损害脊髓或手术截肢导致感觉传入的缺失,促使脑干的下行抑制系统的抑制作用减弱(或丧失),从而使脊髓痛觉抑制性中间神经元的功能下降,减弱对伤害性神经元的抑制,导致脊髓伤害性神经元兴奋性增高,以及伤前大脑对痛觉记忆的神经基质激活,可使由躯体感觉、内脏感觉及交感神经等诸传入系统传来的非伤害性刺激触发神经元的异常疼痛放电模式,传入皮质引起痛觉。

4.下行易化系统激活

神经受损后,受损区及周围 Aβ 纤维产生大量异位放电,最终引起延髓下行易化系统激活。从化疗导致的 CIPN 模型中可发现奥沙利铂能引起脊髓以上区域蛋白激酶 C(PKC)活性增加,丘脑和中脑导水管周围区域内 PKC 的伽马小亚型表达上调。

5.脑部高位中枢敏化

通过神经损伤(全部或部分坐骨神经结扎)、病毒感染(水痘-带状疱疹神经痛)及系统性化学损伤(链霉素所致糖尿病性神经病)的动物模型对癌痛机制的研究结果表明,神经受损引起最初的疼痛,并影响脊髓和大脑的功能,造成多部位结构重塑。功能磁共振(fMRI)检查提示持续性神经痛患者的皮质及传出神经区域存在兴奋性增加等改变,大脑中参与疼痛情绪反应的部分活动也增加,并影响兴奋传出系统。即使在没有外周刺激的情况下,中枢前馈回路也能长期维持病理性的敏感状态。

6.胶质细胞激活

肿瘤导致神经损伤后可以引起脊髓等部位胶质细胞

激活。在骨癌痛动物模型中,星形胶质细胞(astrocyte)发生明显的改变,表现为病变同侧脊髓 $L_3 \sim L_5$ 节段,脊髓全层尤其是背角浅层星形胶质细胞肥大(胞体增大和突起增多)及增生(数量增多),以 L_4 节段最为显著。激活的星形胶质细胞产生和释放一系列神经活性物质如活性氧、NO、前列腺素、EAA、白介素等,这些胶质细胞来源的物质通过增加初级神经末梢释放神经递质,增加痛觉传递神经元的兴奋性,参与痛觉的中枢敏化。

已建立的癌痛动物模型使我们对癌痛的病理机制有了更深入的认识,但目前癌痛的研究大多着眼于外周神经病变,我们对中枢神经病变及其在疼痛中的作用知之甚少,因而癌痛的复杂机制需要进一步研究。

(赵新　金永东)

第三章　癌痛的筛查与评估

第一节　癌痛的筛查

2020年全球癌症新发及死亡病例数分别为1 929万例和996万例，新发癌症患者中的50%有癌痛症状，70%的晚期癌症患者以疼痛为主要症状。癌痛不仅给患者躯体带来不适，也使患者在精神上产生巨大压力，严重影响其生活质量。正确筛查和评估癌痛能够为治疗方案的制定提供可靠依据，也可协助判断疾病进展与转归。因此全面遵循和落实癌痛的专家共识和WHO癌痛临床指南，提高医护人员的专业素养，教育、引导患者，纠正患者依从性差和错误认知，准确、及时地对患者进行癌痛筛查和评估，全面、动态、科学地评估和使用癌痛治疗药物，尽可能地减轻患者痛苦，改善患者生活质量，使患者广泛受益，是广大医护人员的奋斗目标。

一、筛查的目的

通过癌痛筛查，找出当前有疼痛、无疼痛和预期可能发生疼痛的患者。对有疼痛的患者，要量化疼痛强度并描述疼痛特征，无法控制的重度疼痛属于医疗紧急事件，应及时予以处理。对无疼痛的患者，应在后续治疗中重新筛查。对预期可能发生的疼痛事件或操作,需提前做好镇痛和抗焦虑处理。

二、筛查的对象

所有就诊的患者均需由医生或护士在每次接诊时进行癌痛筛查,包括门诊患者和住院患者。

第二节 癌痛评估方法

癌痛是一种主观感觉和个体化的感受,患者的主诉是癌痛评估的金标准,也是癌痛治疗的基础,而癌痛的感受和表达又有明显的个体差异,癌痛的合理评估是镇痛治疗的前提。准确评估疼痛程度需要患者的正确理解和主动配合,如果患者无法口头表述其疼痛,则应采用其他方法来评估疼痛强度和疗效。

目前还没有能够准确评估疼痛的专用医疗设备,临床工作中,医护人员首先要相信患者的疼痛主诉,其次应仔细检查患者的身体。医生依据患者病史的直接信息,针对疼痛部位进行局部检查以及对患者皮肤、肌肉、骨骼、神经系统等进行检查,必要时应对患者进行全面的辅助检查,如血常规、计算机体层摄影(CT)、磁共振(MRI)等。根据我国原卫生部颁发的《癌症疼痛诊疗规范》,癌痛的评估应当遵循"常规、量化、全面、动态"的评估原则。

疼痛评估工具作为全面筛查和综合疼痛评估的一部分,可分为单维疼痛评估工具和多维疼痛评估工具。单维疼痛评估工具主要用于评价疼痛的强度,多维疼痛评估工具评价的内容包括疼痛的强度、性质、部位和疼痛对患者心理的影响等。

一、单维疼痛评估工具

单维疼痛评估工具简单易行,耗时短,是临床行癌痛评估时最常采用的评估工具,多适用于需要多次或者快速评价疼痛的患者。

(一)数字评分量表

数字评分量表(numerical rating scale,NRS)适用于对数字有理解能力,能清楚表达个人情况的患者。该量表将疼痛程度用 0~10 数字依次表示,0 表示无疼痛,10 表示患者能想象到的最剧烈的疼痛,如图 3-1 所示。患者自己选择一个最能代表自身疼痛程度的数字,或者由医护人员询问患者疼痛的严重程度,再根据患者对疼痛的描述选择相应的数字。其标准为:0 为无痛;1~3 为轻度疼痛;4~6 为中度疼痛;7~10 为重度疼痛。缺点为评判疼痛的主观性太强。由于患者个体感受与理解能力存在差异,对分级的判断各不相同;有的患者对疼痛程度的记忆模糊,在下次评估疼痛时,记不清上次对疼痛评估的分值;还有个别患者一开始就选 10,在下一次又有加重时无法选择数字,对疼痛的程度很难描述。

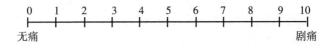

图3-1　数字评分量表

(二)视觉模拟量表

视觉模拟量表(visual analogue scale,VAS)是采用一条长约 10 cm 的游动标尺,并且在标尺上标注 10 个刻度,最左端为0分端,最右端为10分端。0分表示无痛,数字越往后,疼痛强度越大,故10分代表难以忍受的、最剧烈的疼痛。在临床使用过程中,将标尺有刻度的一面背向患者,让患者在直尺上标出能代表自己疼痛程度的相应位置,医护人员根据患者标出的位置确定患者疼痛的程度。该方法的优点为:简单易行、有效,比较客观而且敏感,在表达疼痛强度时,较少受到其他因素影响。但缺点是:患者个人理解不同导致评估的随意性较大,而且标尺刻度较为抽象,易导致评估的结果出现一定程度的偏差。

(三)Wong-Baker面部表情疼痛评分量表

此方法最早在1990年就开始用于临床疼痛的评估,由医护人员根据患者疼痛时的面部表情状态,对照Wong-Baker面部表情疼痛评分量表(图3-2)进行疼痛评估。该方法对患者的年龄以及文化背景、性别等方面没有特别的要求,非常易于掌握,适用于有表达困难的患者,如儿童、老年人以及存在语言、文化差异或其他交流障碍的患者。Wong-Baker面部表情疼痛评分量表分别用从微笑至悲伤至哭泣6种面部表情来表达疼痛程度,对疼痛的评估可以通过直接观察患者的面部表情来获得。但不足的是需要仔细辨认患者表情,同时每个患者对面部表情的理解和控制程度存在差异,也就可能会导致疼痛评估有误。

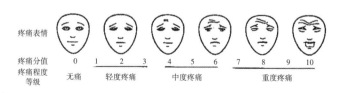

图3-2　Wong-Baker面部表情疼痛评分量表

(四)口述分级

口述分级(verbal rating scale,VRS)也称为主诉疼痛程度分级法。VRS根据患者对疼痛的主诉,将疼痛程度分为无痛、轻度疼痛、中度疼痛、重度疼痛4类。轻度疼痛:有疼痛但可忍受,生活正常,睡眠无干扰。中度疼痛:疼痛明显,不能忍受,要求服用镇痛药物,睡眠受干扰。重度疼痛:疼痛剧烈,不能忍受,需用镇痛药物,严重影响睡眠,可能伴自主神经紊乱或被动体位。

二、多维疼痛评估工具

多维疼痛评估工具评价内容全面,多适用于慢性疼痛患者的评估。

(一)麦吉尔疼痛问卷和简式麦吉尔疼痛问卷

麦吉尔疼痛问卷(McGill pain questionnaire,MPQ)设计较为精密,适于所有疼痛患者,包括3个维度:①患者对疼痛的描述;②疼痛的时程变化及加重或缓解因素;③疼痛强度。每个维度均有具体条目,3个维度分别记分,并能相加获得总分,最高分值为78分,得分越高说明疼痛越重。MPQ的优势在于能全面获得患者的疼痛信息,以帮助医生进行疼痛诊断,更有助于判断患者是否合并神经病理性疼痛。缺点在于该量表相对复杂,内容较多,有些描述词比较抽象或词义相近,患者较难掌握,临床应用有较大局限性。

1987年,Melzack教授在MPQ基础上设计了简化的MPQ,即简式麦吉尔疼痛问卷(short-form of McGill pain questionnaire,SF-MPQ)。该量表包括2个维度:①疼痛描述词,由11个感觉类和4个情感类词汇构成,并用0~3分表示"无""轻度""中度"及"重度";②疼痛强度,用VAS计分,并用0~10分法评估现时的疼痛强度。

SF-MPQ克服了MPQ的主要局限性,使用方便,具有良好的信度和效度,提高了问卷临床应用的普遍性和适用性,是近年癌痛临床研究中常用的评估工具。

(二)简明疼痛评估量表

简明疼痛评估量表(brief pain inventory,BPI)目前应用广泛,是一个容易使用和管理的疼痛问卷表。主要用来评估患者疼痛的多层面特性,包括过去24小时中疼痛最剧烈、最轻、平均及当时的疼痛强度,并用七个问题描述疼痛对患者活动、情绪、娱乐、人际关系、睡眠、工作和行走的干扰。BPI在1983年公开发表,已被翻译成多种语言,在欧美多国应用广泛,也有验证后的中文版。大量临床调查研究表明,BPI显示出良好的信度以及效度,已被广泛地运用于癌痛的定性和定量研究中。它的优点为量表简短、文字表述的内容少。评估的内容包括疼痛强度、疼痛对患者生活质量的影响、疼痛部位和镇痛疗效4个部分,并将其中的感觉、情感和评价等3个因素分别量化,不仅可以评价疼痛的程度,而且可以评估癌痛控制的效果,是评价疼痛快速有效的方法,也可以评估对患者癌痛进行干预的效果。BPI简单易行,是目前公认的癌痛最佳评估工具之一。但是,该量表没有针对癌痛性质和病理生理机制的评估内容,也未涉及爆发痛的评估,不适合对癌性神经病理性疼痛等复杂难治性癌痛的评估。

(三)整体疼痛评估量表

整体疼痛评估量表(global pain scale,GPS)是由Gentile等人研究而成的,包括33个有关慢性疼痛感受的条目,分为疼痛、感受、临床结果、行为等四部分,是较为全面的综合性评估工具,主要用于评估慢性疼痛患者的疼痛综合情况。中文版整体疼痛评估量表也已经由我国学者翻译并整理。该量表具有良好的信度和效度,在反映患者慢性疼痛严重程度的基础上,可以快速识别疼痛主观心理及客观生理行为改变程度,能为临床医师提供准确有效的患者癌痛信息,便于采取针对性的干预治疗。

(四)中国人癌症疼痛评估工具

中国人癌症疼痛评估工具(Chinese cancer pain assessment tool,CCPAT)系由香港理工大学钟慧仪博士研制的符合中国人文化背景的多层面疼痛评估工具,于1998年推出,主要包括身体的功能、药物使用、患者心理社交活动、患者对疼痛的信念、患者疼痛的情绪体验以及患者经历的疼痛强度等六大方面,一共56个指标,每个指标有1~5分不同分值,总分越高表示患者所受的疼痛冲击越严重。CCPAT经临床调查证实具有较好的信度、效度,在对疼痛的评估中有较好的参考价值。但其不足之处为问卷内容较多,患者耗时较长,一般需要填写20分钟左右,这限制了其在临床上的普遍应用。

三、客观疼痛评估工具

对于存有认知功能异常或有语言交流障碍的特殊癌痛患者,包括阿尔茨海默病、重症昏迷患者,无法语言交流的婴幼儿,智力低下以及羸弱的癌症终末期患者等,仅凭常规的方法来评估,获得的信息就会相对有限或者错误。有研究表明,认知功能障碍与认知健全的患者疼痛相关行为并无差别,因此观察疼痛相关行为可能是此类患者很重要的一种疼痛评估方法。患者身边的人(护士、家人及陪护等)对患者的日常行为观察特别重要,常能提供有用的疼痛信息。美国老年医学会(American Geriatrics Society,AGS)提出了6类与疼痛相关的行为学表现:面部表情、语言和发声、身体运动、日常行为和活动方式、人际交往、精神状态。对于此类患者常用的客观疼痛评估方法如下。

（一）Doloplus-2疼痛评估量表

Doloplus疼痛评估量表最早由法国Bernard在1993年研制,是由15个条目组成的用于认知功能受损老人代理评估的疼痛评估工具。1995年法国和瑞士专家组成的小组对量表进行了修改,形成了现在的10个条目的版本Doloplus-2疼痛评估量表,包括躯体表现、保护性体位、对疼痛部位的保护、表情、睡眠、洗漱、活动性、交流、社交生活、行为问题等。Doloplus-2疼痛评估量表有着很好的信、效度,是国外使用较成熟的疼痛评估工具。

（二）行为疼痛量表

行为疼痛量表(behavioral pain scale,BPS)由法国学者Payen研究设计,它评估面部表情、上肢运动和通气依从性等。总分越高,患者的疼痛程度就越大。成人BPS如表3-1所示。BPS的优点在于对疼痛的诊断非常精确,信、效度较高。

表3-1　成人BPS

项目	数值		
	0	1	2
面部表情	放松	有时皱眉、紧张或淡漠	经常或一直皱眉,表情扭曲,牙关紧咬
休息状态	安静	有时休息不好、变换体位频率增加	长时间休息不好,频繁更换体位
肌张力	放松	增加	僵硬,手指或脚趾屈曲

续表

项目	数值		
	0	1	2
安抚效果	不需要安抚	分散注意力能安抚	分散注意力很难安抚
发声(非气管插管患者)	无异常发声	有时呻吟、哭泣	频繁或者持续呻吟、哭泣
通气依从性(气管插管患者)	完全耐受	呛咳,但能耐受	对抗呼吸机

注:每项按0~2评分,总分0~10分,数值越大说明疼痛程度越重。

(三)重症疼痛观察工具

重症疼痛观察工具(critical-care pain observation tool,CPOT)只有1个维度,包括4个测量条目:面部表情、肢体活动、肌肉紧张度和通气依从性。根据患者的实际状况每个指标分别得0~2分,总分0~8分。CPOT的优点在于操作简便、耗时短、敏感度高,可准确检测出现昏迷等状况的患者的疼痛情况。

第三节 癌痛评估内容

准确评估癌痛是有效镇痛治疗的前提,癌痛评估对于癌症患者如同糖尿病患者测血糖、高血压患者测血压一样重要。临床医护人员熟悉癌痛评估内容才能进行评估。癌痛评估内容包括了解癌痛的原因、部位、程度、癌痛加重或减轻的相关因素、癌痛治疗的效果和不良反应等。

一、癌痛病史

(一)癌痛程度

癌痛程度是可评估的,首选方法是让患者自我评估疼痛程度。临床评估疼痛程度的常用方法有 NRS、VAS、VRS 等,详细方法见本章第二节。通常推荐使用 NRS 评估疼痛程度。对于用 NRS 有困难的患者、儿童或有疼痛感受表达障碍的患者,可用使用 Wong-Baker 面部表情疼痛评分量表评估疼痛程度。镇痛治疗过程中坚持动态评估疼痛程度除了有助于控制疼痛,还有助于安全用药。

在让患者自我评估疼痛程度的时候,应该考虑到患者的情绪和认知功能状况。对存在认知功能障碍尤其是精神躁动不安的患者难以准确评估其疼痛程度。少数有严重心理压力的患者表现出不太愿意叙述自己身体疼痛的病史。这些患者出现临床症状可能是因精神错乱所致,也可能是因疼痛所致。患者的躯体疼痛与精神痛苦同等重要,鉴别躯体疼痛与心理痛苦显得十分重要。对有心理和精神障碍的癌痛患者,不仅需要药物治疗,还可能需要心理支持。

(二)癌痛部位及范围

医护人员应了解患者疼痛发生的部位及范围,有无放射性疼痛及牵扯性疼痛,并且最好在人体解剖示意图上标明疼痛的部位及范围。相对而言,躯体疼痛的定位较明确,内脏器官疼痛则难以准确定位。

(三)癌痛性质

癌痛按性质可分为伤害感受性躯体癌痛、伤害感受性内脏器官癌痛和癌性神经病理性疼痛。

(1)伤害感受性躯体癌痛临床大多表现为刺痛、锐痛、针刺样痛、刺骨痛、钻痛、压痛、跳痛或酸痛。

（2）伤害感受性内脏器官癌痛常表现为挤压痉挛样疼痛、绞痛、尖锐痛、胀痛、牵拉痛、钝痛、游走性痛。

（3）癌性神经病理性疼痛临床表现多样，包括灼痛、电击样痛、穿透样痛、闪电样痛、麻木样痛、痒刺痛、麻刺痛、轻触痛、撕裂痛、爆裂痛、钻痛、刀刺样痛、刀割样痛、束带样痛、摩擦痛、放射痛、冷痛等。

仔细询问癌痛的性质特征对癌痛性质的诊断比较重要。如描述为灼痛或枪击样疼痛，提示疼痛性质可能为神经病理性疼痛。相对而言，刺痛和锐痛等定位明确又形成迅速的疼痛，即快痛，引起的情绪变化较轻，持续时间也短。而灼痛等慢痛的定位不明确，形成也较缓慢，往往难以忍受并伴有较强烈的情绪异常改变。钝痛是内脏或机体较深部位受到伤害性刺激时所产生的疼痛，持续时间较长，有时伴随烧灼感，实际的疼痛源部位难以确定，患者常难以描述疼痛的性质，此类疼痛常伴有较强的情绪异常变化以及明显的内脏和躯体反应。医护人员也应该注意到，对同样的伤害性刺激，不同的人会有不同性质的疼痛反应，即人与人之间存在很大的个体差异。疼痛和疼痛反应不仅仅取决于伤害性刺激的刺激量，而且同人们对过去疼痛体验的回忆、病因的分析、情境的理解以及后果的预料等心理过程密切相关。

（四）癌痛发作时间及频率

医护人员需要了解癌痛患者的疼痛是持续性还是间断发作性的，突发性疼痛与慢性持续性疼痛的治疗策略不同。如果患者的疼痛表现为慢性持续性疼痛与发作性突发性疼痛二者兼有，治疗上应考虑用长效镇痛药持续给药的同时备短效即释性镇痛药，有利于充分缓解疼痛。

（五）癌痛发作相关因素

评估与癌痛发作、加剧及减轻的相关因素，有助于进行个体化综合镇痛治疗。常见导致疼痛加重的因素有体位、天气、活动或静止、全身不适、失眠、饮食、乏力、焦虑、精神孤独、恐惧、抑郁、愤怒、社会隔离、悲观、厌倦等。而常见导致疼痛减轻的因素包括疼痛病因得到解除、精神放松、获得理解、建立友谊、其他症状缓解、积极主动活动、焦虑减轻、情绪改善等。

（六）癌痛对生活质量的影响

疼痛比其他癌性症状更易引起患者心理和精神障碍，如不能有效缓解，将严重影响患者的生活质量。评估疼痛对患者功能活动影响的程度，有利于医护人员深入了解患者的需求与感受，为选择干预措施提供依据。

疼痛对生理方面的影响包括睡眠、体力、功能、运动、食欲。疼痛对心理方面的影响包括生活乐趣丧失、焦虑、抑郁、恐惧、精力不易集中、自控能力减弱。疼痛对精神方面的影响包括情绪变化、内心痛苦、思想转变、信仰改变。疼痛对患者社会活动和交往的影响包括情感、人际关系、性功能的改变。睡眠异常和抑郁是疼痛对生活质量最常见的影响。睡眠异常可表现为入睡困难、睡眠时间缩短、易醒、早醒等一种或多种情况。

（七）癌痛治疗史

医护人员应详细了解患者癌痛治疗情况，特别是既往的癌痛治疗经过，包括药物和非药物治疗手段。如应用药物者，应了解用药原因、持续时间，镇痛药的种类、剂量、给药途径、用药间隔时间、治疗效果、相关不良反应和停药原因等。

（八）患者对癌痛治疗的态度

通常情况下只有当患者主诉疼痛时才予以治疗，部分患者没有主动报告疼痛的习惯而选择自行忍受，还有部分患者和家属认为癌痛是正常现象，而坚持忍受疼痛。也有部分患者和家属对疼痛控制的认识存在误区，错误地认为晚期癌症的疼痛症状是不可缓解的，强忍是坚强的表现，最终影响疼痛评估。因此医护人员应在与患者沟通的过程中有意识地评估其对疼痛治疗的态度，消除患者顾虑，最大限度地提高其对疼痛治疗的配合度。

（九）癌痛治疗的不良反应

在镇痛药物的应用中，恶心、呕吐、便秘等胃肠道反应较常见，是影响患者坚持用药的主要因素，常可通过预防给药和调整饮食等途径，缓解胃肠道不良反应。呼吸抑制是使用阿片类镇痛剂过程中潜在的后果最严重的不良反应。因此，应密切观察患者治疗后的反应，保证其获得最佳疗效，同时使治疗的不良反应降到最低，达到最大限度地缓解癌症患者疼痛的治疗效果。

二、肿瘤病史

除了了解患者癌痛病史外，还应该了解患者的肿瘤病史，包括肿瘤类型、病变范围、治疗方法和治疗经过，并了解肿瘤、肿瘤相关病变及肿瘤治疗所导致的问题，包括呼吸系统问题（呼吸困难、咳嗽、胸腔积液等）、循环系统问题（心悸、心律失常、心包积液、高血压或低血压等）、消化系统问题（食欲缺乏、恶心、呕吐、便秘、腹泻、吞咽困难、腹腔积液、肠梗阻、肠易激综合征等）、泌尿及生殖系统问题（排尿困难、尿潴留、尿失禁、膀胱痉挛、血尿、性功能异常等）、神经系统问题（肿瘤脑转移、脊髓压迫、颅内高压、头痛等)、其他相关问题(疲劳、压疮、皮肤瘙痒、带状疱疹、肿瘤外侵、感染等)。

三、体格检查及相关辅助检查

尽管疼痛部位、疼痛性质及疼痛程度的评估主要依赖于患者的主诉,但是仍有必要对癌痛患者进行必要的体格检查及辅助检查,以便于对患者情况进行全面评估。

例如,骨转移性疼痛是癌痛最常见的原因之一,应重视癌症患者骨骼系统的检查。乳腺癌、肺癌、前列腺癌较容易发生骨转移,这类患者一旦出现骨疼痛,应首先考虑进行影像学检查。放射性核素骨扫描、MRI骨扫描检查诊断肿瘤骨转移的灵敏度明显高于X线片检查,建议选择灵敏度更高的检查方法。

对于特殊人群如儿童等,对所有可能存在疼痛的部位进行全面细致的体格检查尤显重要。要注意观察患儿在检查过程中出现的反应,如痛苦貌、痉挛、强直等。

体格检查与相应的实验室和影像学检查有助于医护人员明确患者是否存在与疼痛有关并需要特殊治疗的潜在病因。例如对于可能出现脊髓压迫的患者,只给予阿片类药物镇痛是不足的。如果不给予糖皮质激素和局部放疗,疼痛很可能无法得到良好的控制,患者仍将有很高的脊髓受损风险。所以只有做好癌痛全面评估,才能做到有的放矢,在管理好癌痛患者的同时又能提高工作效率。

(赵静怡 汪建琼)

第四章　癌痛的治疗

第一节　癌痛的药物治疗

一、癌痛的合理用药

（一）癌痛治疗药物分类

癌痛治疗药物包括非阿片类药物和阿片类药物，以及辅助镇痛药，非阿片类药物主要包括非甾体类抗炎药（NSAID）和对乙酰氨基酚。

1.非甾体类抗炎药

（1）NSAID是一类具有解热镇痛作用且多数兼具抗炎、抗风湿、抗血小板聚集作用的药物，主要用于炎症和疼痛的对症治疗。

NSAID的作用机制是通过抑制炎症介质前列腺素（PG）生物合成中的环氧合酶（COX），从而阻断花生四烯酸（AA）转化为前列腺素合成产物如 PGE_2 和 PGI_2。这些物质具有较强烈的扩血管作用，可降低血管张力；可提高血管通透性，加强缓激肽与组胺引起的水肿；可刺激白细胞的趋化性；可抑制血小板聚集。PGE_1 和 PGI_2 本身不引起疼痛，但能使痛觉敏感化，$PGF_{2\alpha}$ 能提高血管张力和降低血管通透性，PGI_2 能抑制白细胞趋化性，血栓素 A_2（TXA_2）能提高血管张力和血小板聚集能力。NSAID即通过阻断上述途径实现其抗炎、镇痛、解热作用,也正因为如此,消除了保护胃和肾脏的前列腺素,而导致相应的不良反应。

NSAID仅有中等程度镇痛作用,对各种严重创伤性剧痛及内脏平滑肌绞痛无效,对伴有炎性反应的疼痛以及骨和软组织疼痛的治疗效果确切。NSAID主要用于轻度疼痛,也常作为合并用药用于中至重度疼痛,增强阿片类药物作用,减少阿片类药物的用量,从而减少阿片类药物的不良反应。NSAID不产生欣快感与成瘾性,故临床广泛应用。

NSAID是癌痛治疗的第一阶梯药物,尤其对骨转移瘤患者有较好的疗效。1986年,WHO推荐了癌痛治疗的“三阶梯”治疗方案,第一步就是推荐对轻、中度癌痛选用NSAID。值得注意的是,NSAID无药物耐受性及依赖性,但有“天花板”效应,即当药物超过剂量上限时治疗作用不增加,但不良反应增加,因此,不宜盲目增加剂量。NSAID蛋白结合率通常为90%~95%,因此不主张同时使用两种NSAID。不过当一种无效时,换用另一种药物依然可能有效。

(2)NSAID的不良反应如下。

①血液系统毒性。几乎所有NSAID均可抑制血小板聚集,使出血时间延长。长期使用NSAID可因胃肠失血而致贫血,部分病例中可引起粒细胞减少、再生障碍性贫血、凝血障碍等。

②胃肠道毒性。PG能抑制胃黏膜组胺和五肽促胃液素诱导的胃酸分泌,而且PG受抑制后胃酸增高可致上消化道溃疡。水杨酸类药物可破坏胃黏膜,使胃黏膜下血管收缩,引起上腹不适、隐痛、恶心、呕吐、饱胀、

嗳气、食欲减退等消化不良症状。长期口服NSAID的患者中,有10%~25%发生消化性溃疡,其中有小于1%的患者出现严重的并发症如出血或穿孔。

③肾脏毒性。长期或大量使用NSAID可使肾脏合成的PG尤其是PGE_1受到抑制。前PGE_1是肾脏的肾素-血管紧张素系统调节介质,调节血流和水盐平衡。PG合成受抑制后可导致肾血管收缩、血流量下降,肾小球滤过率降低,个别敏感者会出现肾衰竭。合并心力衰竭、低血容量、肝硬化可增加肾衰竭发生的危险。

④肝脏毒性。几乎所有NSAID均可致肝损害。此外,对乙酰氨基酚长期大剂量使用可致严重肝损害,尤以肝坏死多见。

⑤过敏反应。特异体质者可出现皮疹、血管神经性水肿、"阿司匹林哮喘"等过敏反应。

⑥其他。所有NSAID都可致中枢神经系统反应,如头晕、头痛、嗜睡、精神错乱等。另外还有耳聋、耳鸣、视物模糊、味觉异常、心动过速和高血压等。

(3)NSAID使用注意事项如下。

①避免与其他NSAID,包括选择性COX-2抑制剂联合用药。

② NSAID只起改善疼痛、炎症的作用,并不治疗原发病,因此在用NSAID的同时须治疗原发病。根据控制症状的需要,在最短治疗时间内使用最低有效剂量,可以使不良反应发生率降到最低。

③在使用NSAID治疗过程中的任何时候,都存在胃肠道出血、溃疡和穿孔等风险,而且可能是致命的。这些不良反应可能伴有或不伴有警示症状,也无论患

者是否有胃肠道不良反应史或严重的胃肠事件病史。既往有胃肠道病史(溃疡性结肠炎、克罗恩病)的患者应谨慎使用NSAID,以免使病情恶化。当患者服用该药发生胃肠道出血或溃疡时,应停药。老年患者使用NSAID出现不良反应的风险增加,尤其是胃肠道出血和穿孔,甚至可能是致命的。

④本类药物可能导致严重心血管血栓性不良反应,如心肌梗死和脑卒中的风险增加,这些风险可能是致命的。所有的NSAID,包括COX-2选择性或非选择性药物,可能有相似的风险。有心血管疾病或心血管疾病危险因素的患者,其风险更大。即使既往没有心血管症状,医护人员和患者也应对此类事件的发生保持警惕,应告知患者严重心血管不良反应的症状和(或)体征,以及如果发生不良反应采取的措施。

⑤NSAID可导致新发高血压或使已有的高血压症状加重,导致心血管事件的发生率增加。服用噻嗪类或髓袢利尿剂的患者服用NSAID时,可能会影响这些药物的疗效。有高血压和(或)心力衰竭(如液体潴留和水肿)病史的患者应慎用NSAID,若要使用,在整个治疗过程中应密切监测血压。

⑥NSAID可能引起致命的、严重的皮肤不良反应,例如剥脱性皮炎、史-约综合征(Stevens-Johnson syndrome,SJS)和中毒性表皮坏死松解症(TEN)。这些严重事件可在没有征兆的情况下出现。应告知患者严重皮肤不良反应的症状和体征,在第一次出现皮疹或过敏反应的其他征象时应停药。

⑦结合患者具体情况选用NSAID,如年龄,并发

症如心肌梗死、消化性溃疡、出血、高血压,肝、肾功能及心血管病危险因子等。还应注意到同一种 NSAID 对不同患者有不同的疗效和不良反应,因此选药应个体化。

（4）目前 NSAID 常用的分类方法有化学结构分类法和药理作用分类法。

①传统分类,按化学结构可分为以下几类。

a.水杨酸类：阿司匹林、赖氨酸阿司匹林、贝诺酯等。

b.芳基乙酸类：吲哚美辛、双氯芬酸钠、舒林酸等。

c.芳基丙酸类：布洛芬、酮洛芬、萘普生、芬布芬等。

d.芬那酸类：氯芬那酸、甲芬那酸、氟芬那酸等。

e.吡唑酮类：氨基比林、安乃近、保泰松等。

f.苯胺类：非那西丁等。

g.昔康类：吡罗昔康、美洛昔康等。

h.昔布类：罗非昔布、塞来昔布。

②国际最新分类,按对 COX-1 和 COX-2 的作用机制分为两类。COX 是位于细胞膜上分子质量为 71 kD 的糖蛋白,是 PG 合成的限速酶,有 COX-1 和 COX-2 两种同工酶,二者由不同的基因所编码,只有 60% 的同源性。COX-1 是维持人体生理功能的结构酶,具有保护胃黏膜、维持肾血流量、调节外周血管阻力及血小板聚集等功能,COX-2 则是参与机体炎症反应等病理过程的诱导酶。

a.非选择性 COX 抑制剂。此类药物对 COX-1 和 COX-2 的抑制无生物学和临床意义上的差别,均具有普遍的胃肠、肝、肾等不良反应,表现为胃肠道溃疡、出血、穿孔,肝、肾功能障碍等。前述 a~g 类药物中的绝大多数属此范畴。

b.选择性 COX-2 抑制剂。对 COX-2 的抑制强度是对 COX-1 抑制强度的 2~100 倍,此类药物在一定剂量下对 COX-1 无影响,但在高剂量时,则出现有临床意义的与 COX-1 抑制相关的不良反应,例如塞来昔布、罗非昔布等。

(5)NSAID 选择策略。

阿司匹林是处方药和非处方药用量最大的药物之一,但长期大剂量使用可出现胃肠道毒性、肝脏损害等不良反应。近年来选择性 COX-2 抑制剂已用于临床,镇痛、抗炎作用增强,胃肠道不良反应较少,溃疡、出血更少见,肝、肾损害也较轻。但此类药物临床应用时间尚短,且 PG 类活性物质在体内的作用广泛而复杂。此外,因肾脏存在两种 COX,某些 NSAID 包括选择性 COX-2 抑制剂可能引起肾功能损害。因此,应以临床疗效和安全性为基本依据对选择性 COX-2 抑制剂做进一步评价,目前认为对所有选择性 COX-2 抑制剂,在使用前应对胃肠道危险和心血管危险进行综合考虑和评估,已确定缺血性心脏病或脑卒中患者应换用其他药物,尽可能使用最低有效剂量,疗程尽可能缩短,换用其他非选择性 NSAID 的患者应考虑给予胃黏膜保护剂。

常用癌症辅助镇痛的 NSAID 及对乙酰氨基酚比较见表4-1。

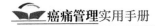

表4-1　常用癌症辅助镇痛的NSAID及对乙酰氨基酚比较

药物名称	适应证	注意事项	禁忌证	不良反应
阿司匹林	1.抑制下列情况下的血小板黏附和聚集：不稳定型心绞痛、急性心肌梗死、动脉血管术后、预防大脑一过性血流减少 2.解热镇痛（常用于感冒、流感及各种原因的发热、头痛、牙痛、月经痛、神经痛、肌肉痛、术后钝痛等） 3.抗炎、抗风湿（急性风湿热、风湿性关节炎和类风湿关节炎）	1.交叉过敏：对本药过敏者也可能对其他NSAID过敏 2.本品易于通过胎盘屏障，对妊娠的危险性等级为C，如在晚期大剂量使用时为D级。本品可在乳汁中排泄，长期大剂量用药时婴儿可能有生长不良反应 3.下列情况慎用：严重的肝功能障碍者，肾功能损害时，对其他镇痛剂、抗炎药或抗风湿药过敏，花粉性鼻炎、鼻息肉或慢性呼吸道感染（特别是过敏性症状）者，同时使用抗凝药物（低剂量肝素治疗除外），支气管哮喘，慢性或复发性胃或十二指肠病变，葡萄糖-6-磷酸脱氢酶缺陷者（偶见引起溶血性贫血），痛风（可影响排尿酸药的作用，小剂量时可能引起尿酸滞留） 4.儿童或青少年服用可能发生少见但致命的瑞氏综合征；老年患者肾功能下降时容易出现不良反应	禁用于对本品或含水杨酸的物质过敏者，胃、十二指肠溃疡，出血倾向（出血体质）者	1.消化系统：恶心、呕吐、上腹部不适、疼痛、溃疡、胃肠出血、谷丙转氨酶（ALT）及谷草转氨酶（AST）升高 2.血液系统：凝血酶原减少、凝血时间延长、贫血、粒细胞减少、血小板减少、出血倾向 3.中枢神经系统：头晕、头痛、耳鸣、听力下降、精神障碍等 4.呼吸系统：呼吸困难（阿司匹林哮喘）、鼻息肉、肺水肿 5.内分泌系统：血尿酸增高 6.皮肤：过敏、脱发、皮疹 7.水杨酸中毒

续表

药物名称	适应证	注意事项	禁忌证	不良反应
布洛芬	缓解各种慢性关节炎的关节肿痛症状,治疗各种软组织风湿性疼痛、肩痛、腱鞘炎、滑囊炎、肌痛及运动后损伤性疼痛等;急性疼痛如手术后、创伤后、劳损后、原发性痛经、牙痛、头痛等。有解热作用	1.对阿司匹林或其他NSAID过敏者对本品可有交叉过敏反应 2.本品可能增加胃肠道出血的风险并导致水钠潴留 3.轻度肾功能不全者可使用最小有效剂量并密切监测肾功能和水钠潴留情况 4.对妊娠的危险性等级为B,如在晚期或临近分娩时使用时为D级,哺乳期妇女尽量避免使用 5.有消化性溃疡病史、支气管哮喘、心功能不全、高血压、血友病或其他出血性疾病、骨髓功能减退病史的患者慎用 6.长期用药时应定期检查血象及肝、肾功能	禁用于: 1.活动性消化性溃疡 2.对阿司匹林或其他NSAID过敏者 3.严重肝病患者及中、重度肾功能不全者	消化道症状包括胃烧灼感、胃痛、恶心、呕吐。少见的为胃溃疡和消化道出血,以及头痛、嗜睡、晕眩、耳鸣、皮疹、支气管哮喘发作、肝酶升高、血压升高、白细胞计数减少、水肿等。罕见的为肾功能不全
对乙酰氨基酚	1.用于中、重度发热 2.缓解轻度至重度疼痛,如头痛、肌痛、关节痛等的对症治疗。为轻、中度骨性关节炎的首选药	1.肝病患者尽量避免长期使用 2.肾功能不全者长期大量使用本品有增加肾毒性的危险,故建议减量使用 3.对妊娠的危险性等级为B,哺乳期慎用 4.3岁以下儿童因其肝、肾功能发育不全,应慎用 5.长期大剂量用药应定期进行肝、肾功能和血象检查。不宜大量或长期用药以防引起造血系统和肝、肾功能损害	禁用于严重肝、肾功能不全患者及对本品过敏者	常规剂量下不良反应很少。少见恶心、呕吐、出汗、腹痛、皮肤苍白等。罕见过敏性皮炎(皮疹、皮肤瘙痒等)、粒细胞缺乏、血小板减少、高铁血红蛋白血症、贫血、肝肾功能损害和胃肠道出血

续表

药物名称	适应证	注意事项	禁忌证	不良反应
双氯芬酸	用于各种急、慢性关节炎和软组织风湿病所致的疼痛，创伤、术后的急性疼痛，以及牙痛、头痛等。对成年人和儿童的发热有解热作用。双氯芬酸钾起效迅速，可用于痛经及拔牙后镇痛	1.本品可增加胃肠道出血的风险并导致水钠潴留，血压上升 2.轻度肾功能不全者可使用最小有效剂量并密切监测肾功能和水钠潴留情况 3.本品有使肝酶升高倾向，故使用期间宜监测肝功能 4.妊娠期妇女及哺乳期妇女、有消化性溃疡史者尽量避免使用。有心功能不全病史、肾功能损害和老年患者及服用利尿剂或任何原因导致细胞外液丢失的患者慎用 5.有眩晕史或其他中枢神经疾病史患者服用本品期间应禁止驾车或操纵机器	禁用于对本品或同类药品有过敏史者，活动性消化性溃疡患者，中、重度心血管病变者	常见上腹部疼痛以及恶心、呕吐、腹泻、腹部痉挛、消化不良、腹部胀气、畏食。少见头痛、头晕、眩晕、皮疹、血清 AST 及 ALT 升高、血压升高。偶见白细胞减少。罕见过敏反应以及水肿、胃肠道溃疡、出血、穿孔和出血性腹泻

美国国家综合癌症网络(NCCN)指南推荐，对于按 NRS 评价为轻度疼痛(即 NRS 得分 1~3 分)患者，若既往未使用镇痛药物，则应考虑给予 NSAID 或对乙酰氨基酚；对不伴有肿瘤急症的骨痛或出现与炎症有关的疼痛也可以试用 NSAID。NCCN 指南推荐对乙酰氨基酚每日最大使用剂量不应超过 4 000 mg，长期服用每日不超过 3 000 mg。鉴于对乙酰氨基酚过量可能导致严重的肝损伤，在患者购买含有该成分的药品时，药师应当向患者交

代其过量可能带来的风险。使用非处方药(OTC)类含对乙酰氨基酚的制剂治疗癌痛的患者应严格按药品说明书中的用法用量使用,而使用氨酚羟考酮片或氨酚双氢可待因片等处方类镇痛药需遵循医师或药师的指导。 建议按照对乙酰氨基酚最大日剂量不超过2 000 mg计算服药量;对伴有肝病的患者使用该类制剂时,应监测血清肝酶水平;使用含对乙酰氨基酚制剂时不要同时服用含有乙醇的饮料。若镇痛效果不佳,患者自觉疼痛不能忍耐,不宜随意加大用药剂量,应及时咨询医师或药师,在专业人员的指导下调整给药剂量或行升阶梯镇痛治疗。

2.阿片类药物

阿片类药物是一类能消除或减轻疼痛并改变对疼痛情绪反应的药物,包括天然的阿片类生物碱、其半合成的衍生物及全合成的与阿片受体结合并产生不同程度激动效应的药物。

(1)阿片类药物有多种分类方法,具体如下(表4-2)。

①按化学结构分类,可分为吗啡类和异喹啉类,前者为天然阿片类生物碱,后者主要为罂粟碱。

②按镇痛强度分类,可分为弱阿片类药物和强阿片类药物。弱阿片类药物,如可待因、曲马多等,主要用于轻至中度急、慢性疼痛和癌痛的治疗;强阿片类药物则包括吗啡、羟考酮、芬太尼、哌替啶、舒芬太尼和瑞芬太尼等,主要用于全身麻醉诱导和维持的辅助用药,术后镇痛,中度至重度癌痛、慢性疼痛的治疗。

③按来源分类,可分为天然的阿片类生物碱、其半合成的衍生物及全合成的阿片类药物。其中,其半合成的衍生物有双氢可待因等。全合成的阿片类药物又可进一步细分为苯丙吗啡烷类,如哌替啶、芬太尼;吗啡喃类,如左吗喃;苯异吗啡烷类,如喷他佐辛;二

苯甲烷类,如美沙酮。

④按受体类型分类,可分为 μ、κ、δ 受体激动剂和拮抗剂。μ、κ、δ 受体被激动/拮抗后能发挥相应的镇痛作用。

⑤按药理作用分类,可分为阿片受体激动剂,如吗啡、芬太尼、哌替啶等;阿片受体激动-拮抗剂,如喷他佐辛、纳布啡等;阿片受体部分激动剂,如丁丙诺啡;阿片受体拮抗剂,如纳洛酮等。

表4-2　阿片类药物的分类及代表药物

分类方法	药物类别及代表药物
化学结构	吗啡类:天然阿片类生物碱 异喹啉类:罂粟碱
镇痛强度	弱阿片类药物:可待因、双氢可待因 强阿片类药物:吗啡、芬太尼、哌替啶、舒芬太尼和瑞芬太尼
来源	天然的阿片类生物碱 其半合成的衍生物:双氢可待因等 全合成的阿片类药物: 　苯丙吗啡烷类:哌替啶、芬太尼 　吗啡喃类:左吗喃 　苯异吗啡烷类:喷他佐辛 　二苯甲烷类:美沙酮
受体类型	μ受体激动剂:吗啡、可待因、哌替啶、美沙酮等 μ受体拮抗剂:纳布啡、纳洛酮、纳曲酮 κ受体激动剂:喷他佐辛、布托啡诺、纳布啡、吗啡等 κ受体拮抗剂:纳洛酮、纳曲酮 δ受体激动剂:可待因、吗啡、喷他佐辛、芬太尼等 δ受体拮抗剂:丁丙诺啡、纳洛酮、纳曲酮
药理作用	阿片受体激动剂:吗啡、芬太尼、哌替啶等 阿片受体激动-拮抗剂:喷他佐辛、纳布啡等 阿片受体部分激动剂:丁丙诺啡 阿片受体拮抗剂:纳洛酮等

(2)阿片类药物具有相似的药效学性质,药物之间可进行等效剂量转换(表4-3)。值得注意的是,癌痛治疗不推荐哌替啶及阿片受体激动-拮抗剂。对于肾功

能不全患者,由于潜在的肾脏清除代谢产物的积累,应谨慎使用此类药物,并监测神经系统的不良反应。

表4-3 口服和肠外阿片类药物相对效力的比较

阿片类激动剂	肠外剂量/mg	口服剂量/mg	静脉转口服系数	作用持续时间/时
吗啡	10	30	3	4~6
氢吗啡酮	1.5	7.5	5	2~3
羟考酮	—	15~20	—	3~4
羟吗啡酮	1	10	10	3~6
可待因	—	200	—	3~4

常用阿片类药物的比较见表4-4。

表4-4 常用阿片类药物比较

药名	作用机制	不良反应	禁忌证	注意事项
吗啡	本品为阿片受体激动剂。作用机制有:镇痛、镇静、呼吸抑制、镇咳、镇吐	便秘、恶心、呕吐、眩晕、嗜睡、呼吸抑制、排尿困难、胆绞痛等。偶见瘙痒、荨麻疹、皮肤水肿等过敏反应。本品急性中毒的主要症状为昏迷,呼吸深度抑制,瞳孔呈针尖样,血压下降	1.禁用于颅内压增高和颅脑损伤、支气管哮喘、肺源性心脏病代偿失调、甲状腺功能减退、皮质功能不全、前列腺肥大、排尿困难及严重肝功能不全、休克尚未纠正控制前、炎性肠梗阻等患者 2.禁用于妊娠期妇女、哺乳期妇女、新生儿和婴儿	1.慎用于老年人和儿童 2.禁与以下药物混合注射:氯丙嗪、异丙嗪、氨茶碱、巴比妥类、苯妥英钠、碳酸氢钠、普通肝素、哌替啶、磺胺嘧啶等 3.本品应用过量,可致急性中毒,主要表现为昏迷、针状瞳孔、呼吸浅弱、血压下降、发绀等。中毒解救可用吗啡拮抗剂纳洛酮静脉注射 0.005~0.010 mg/kg,成人0.4 mg。也可采用纳洛酮0.4~0.8 mg静脉注射或肌内注射,必要时2~3分钟可重复一次;或将纳洛酮2 mg溶于生理盐水或5%葡萄糖溶液500 ml内静脉滴注

续表

药名	作用机制	不良反应	禁忌证	注意事项
哌替啶	与吗啡相似，亦为阿片受体激动剂。镇痛作用相当于吗啡的1/10~1/8,持续时间2~4小时	头晕、头痛、出汗、口干、恶心、呕吐等。过量可致瞳孔散大、惊厥、心动过缓、幻觉、血压下降、呼吸抑制、昏迷等。皮下注射局部有刺激性。静脉注射后可出现外周血管扩张、血压下降	1.禁用于脑外伤颅内高压、慢性阻塞性肺疾病、支气管哮喘、肺源性心脏病、排尿困难、严重肝功能减退的患者 2.室上性心动过速患者不宜使用 3.慎用于妊娠期妇女、哺乳期妇女和儿童及婴幼儿	1.成瘾性虽比吗啡轻，但连续应用亦能成瘾。WHO癌痛治疗的主要原则首先是"口服给药",故不推荐在癌痛发作时首选本品 2.禁与氨茶碱、巴比妥类、苯妥英钠、碳酸氢钠、普通肝素、碘化钠、磺胺嘧啶等药物混合注射

续表

药名	作用机制	不良反应	禁忌证	注意事项
羟考酮	羟考酮是半合成的中效阿片类镇痛药，其药理作用及作用机制与吗啡相似	便秘（缓泻药可预防便秘）、恶心、呕吐、低血压（包括直立性低血压）、头晕、头痛、嗜睡、乏力、口干、多汗、排尿困难、胆道痉挛、血淀粉酶一过性升高。偶见厌食、紧张、失眠、发热、精神错乱、皮疹、腹泻等。可能产生耐受性和依赖性，服药过量可能发生呼吸抑制	1. 禁用于对本品过敏、缺氧性呼吸抑制、颅脑损伤、麻痹性肠梗阻、急腹症、慢性支气管哮喘或慢性阻塞性呼吸道疾病、肺源性心脏病、高碳酸血症、胃排空延迟、中重度肝功能障碍、重度肾功能障碍、慢性便秘患者，妊娠期或哺乳期妇女 2. 手术前或手术后24小时内不宜使用 3. 不推荐用于18岁以下的患者	1. 本药可加强镇静药、催眠药、全身麻醉药、吩噻嗪类药、中枢性止吐药的中枢抑制作用，本药起始剂量应为常规用量的1/3~1/2 2. 细胞色素酶 CYP2D6 抑制剂如西咪替丁、氟西汀、帕罗西汀、氟哌啶醇、普罗帕酮等可抑制本品代谢 3. 肝、肾功能不全患者使用本药应根据临床情况适当调整 4. 对本药产生或可以产生生理依赖性的患者，慎用纳洛酮解救其过量中毒 5. 不能与抗胆碱能药合用

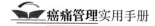

续表

药名	作用机制	不良反应	禁忌证	注意事项
芬太尼	为阿片受体激动剂,属强效麻醉性镇痛药,药理作用与吗啡类似。其镇痛效力约为吗啡的80倍。镇痛作用产生快,但持续时间较短	恶心、呕吐,用药1小时后发生,自行缓解。还可以引起视觉模糊、发痒和欣快感,但不明显。妊娠期妇女、心律失常患者慎用,支气管哮喘、呼吸抑制患者以及重症肌无力者禁用	透皮贴剂禁用于急性或术后疼痛、非阿片类镇痛药有效者。慎用于颅内肿瘤、脑外伤、肝功能不全、儿童或18岁以下体重不足50 kg的患者	1.静脉注射时可能引起胸壁肌肉强直,一旦出现,需用肌肉松弛剂对抗。静脉注射太快时,还能导致呼吸抑制,应注意 2.有弱成瘾性,应警惕 3.贴片与其他阿片类药物及镇静剂合用时,后者剂量应减少1/3 4.贴片应从小剂量用起,50 μg以上规格仅用于已耐受阿片类药物治疗的患者 5.本品药液有一定的刺激性,避免涂抹于皮肤和黏膜表面或进入气管内
布桂嗪	镇痛作用约为吗啡的1/3,注射后约10分钟生效,维持3~6小时	偶有恶心或头晕、困倦等,停药后即消失		我国已将本品列为麻醉药品,连续使用本品可致耐受和成瘾,故不可滥用

续表

药名	作用机制	不良反应	禁忌证	注意事项
曲马多	为非阿片类中枢性镇痛药,但与阿片受体有很弱的亲和力	常见出汗、眩晕、恶心、呕吐、口干、疲劳、困乏、欣快感、耳鸣、食欲减退等。剂量过大亦可抑制呼吸		近年有成瘾报道。我国按二类精神药品管理本品
地佐辛	κ受体激动剂,也是μ受体拮抗制,成瘾性小	常见不良反应包括嗜睡、头晕、恶心和(或)呕吐、出汗	1.对本品过敏者禁用 2.年龄小于18岁患者禁用	纳洛酮可拮抗其呼吸抑制剂作用。对阿片类药物依赖的患者,本品可诱发戒断症状
丁丙诺啡	为阿片μ受体部分激动剂。镇痛作用强于哌替啶,是吗啡的30倍	常见的不良反应有头晕、嗜睡、恶心、呕吐等。颅脑损伤及呼吸抑制患者、老弱患者慎用。不良反应类似吗啡		本品有一定的依赖性

3.辅助镇痛药

辅助镇痛药是一类主要功能不是镇痛,但是在常见镇痛药基础上加上辅助镇痛药对于某些疼痛的治疗具有明显增强镇痛效果的药物。癌痛治疗中在阿片类药物基础上加用辅助镇痛药能起到缓解疼痛、降低麻醉药品用量、减轻大剂量麻醉药品带来的药物不良反应的作用。很遗憾,临床上通常在阿片类药物镇痛效果不理想的时候才考虑添加辅助用药,辅助镇痛用药存在不充分、不合理的情况。为了加强镇痛效果,缓解症状,提高患者生活质量,医护人员必须重视癌痛治疗中的辅助用药。

辅助镇痛药包括抗抑郁药、抗癫痫药、糖皮质激素、α_2肾上腺素受体激动剂、NMDA受体拮抗剂、GABA受体激动剂、外用局麻药、苯二氮䓬类药物、镇静催眠药、肌松药、双膦酸盐、大麻类药物、精神兴奋剂、抗胆碱能药物、降钙素、放射性药物。

(1)抗抑郁药。多数抗抑郁药已明确除了抗抑郁作用外,还具有镇痛效果,且很多抗抑郁药已经用于控制某些慢性疼痛,如纤维肌痛、神经性疼痛和癌痛。抗抑郁药主要用于治疗焦虑、失眠和情绪低落。其镇痛机制在于可升高血中去甲肾上腺素水平。当中断使用抗抑郁药时,应注意缓慢减药,防止发生戒断综合征。

①三环和四环类抗抑郁药(tricyclic and tetracyclic antidepressants, TCAs)。TCAs由叔胺类(阿米替林、丙米嗪、氯米帕明、多塞平)和仲胺类(去甲替林、地昔帕明)药物组成,这两类药物均有镇痛效果。仲胺类药物耐受性更好。马普替林和米氮平是四环类抗抑郁药。阿米替林、去甲替林、地昔帕明可不同程度阻断5-羟色

胺和去甲肾上腺素的再摄取,对多数神经性疼痛均有效。用于癌痛管理的TCAs剂量常低于抗抑郁时所需剂量,而且镇痛的起效时间早于抗抑郁作用。由于TCAs药物的耐受性差且具有抗副交感神经作用,使用中应密切监护患者情况。

②其他抗抑郁药。安非他酮(Bupropion)是一种抑制5-羟色胺、去甲肾上腺素,尤其是多巴胺再吸收的抗抑郁药。戒烟和神经性疼痛常使用该药。有报道显示,安非他酮对慢性头痛患者具有一定的镇痛效果,但是对非神经性背痛的患者并无作用。安非拉酮相较于其他抗抑郁药的主要优势在于发生嗜睡和性功能障碍的风险较低。表4-5列出了抗抑郁药用于控制癌痛时使用的初始剂量和常用的有效剂量。

表4-5　抗抑郁药用于控制癌痛时使用的初始剂量和
常用的有效剂量

药物	每日初始剂量/mg	常用每日有效剂量/mg
万拉法新	50~75	75~225
丁仑苯丙酮	100~150	150~450
度洛西汀	60	60
米那普伦	25	50~100
阿米替林	10~25	50~150
去甲替林	10~25	50~150
去郁敏	10~25	50~150
帕罗西汀	10~20	20~40
西酞普兰	10~20	20~40

（2）抗癫痫药。抗癫痫药包括经典的抗癫痫药（卡马西平、奥卡西平、苯妥英钠和丙戊酸钠）和非经典的抗癫痫药（加巴喷丁、普瑞巴林、托吡酯、拉莫三嗪和氯硝西泮）。该类药物能够缓解神经性疼痛的原因是其具有降低神经兴奋性的作用。神经性疼痛的高兴奋状态与脊髓背角或背根疼痛神经元异位放电、阈值下降有关，而该阈值的下降是由钠离子通道和钙离子通道上调引起的。其中卡马西平、奥卡西平、苯妥英钠和拉莫三嗪通过抑制钠离子通道而起作用，加巴喷丁则通过调节钙通道抑制神经元异位放电而起作用。

加巴喷丁和普瑞巴林属于加巴喷丁类抗癫痫药，对神经性疼痛均是有效的。与其他作用于GABA受体或钠离子通道的抗惊厥类药物不同，普瑞巴林不是通过降低突触前末梢神经递质——钙离子内流起作用，而是通过抑制痛觉神经递质——谷氨酸和P物质释放而起作用的。因加巴喷丁的有效性，且很少发生药物间相互作用，因此常将其用作处理神经性疼痛症状的一线药物。联合应用加巴喷丁和阿片类药物治疗癌痛比单独应用任何一种药物都更有明显获益。加巴喷丁的缺点是口服生物利用度低，随着剂量的增加呈现非线性药物代谢，因此，使用加巴喷丁时很难预计合适的治疗剂量而需要较长的滴定周期。与加巴喷丁结构相似的普瑞巴林克服了加巴喷丁的低效力和非线性代谢的缺点。在使用加巴喷丁患者无法耐受时，常常用普瑞巴林代替加巴喷丁用于治疗神经性疼痛。但是，普瑞巴林会引起体重增加。表4-6列出了抗癫痫药用于控制疼痛的初始剂量和常用有效剂量。

表4-6　抗癫痫药用于控制疼痛的初始剂量和常用有效剂量

药物	每日初始剂量/mg	常用每日有效剂量/mg
加巴喷丁	300 ~ 900	900 ~ 3 600
普瑞巴林	150	300 ~ 600
拉莫三嗪	25 ~ 50	200 ~ 400
托吡酯	25	200 ~ 400
奥卡西平	150 ~ 300	300 ~ 1 600
噻加宾	4	12
左乙拉西坦	500 ~ 1 000	1 000 ~ 3 000
唑尼沙胺	100	200 ~ 400

　　(3)糖皮质激素。糖皮质激素能够缓解许多癌痛综合征的症状,包括肿瘤骨转移引起的疼痛、来自脊髓压迫或肿瘤浸润神经引起的神经性疼痛、淋巴水肿或肠梗阻引起的疼痛、颅内压升高引起的头痛以及关节痛。糖皮质激素的镇痛作用是通过减轻疼痛敏感部位水肿或通过假性神经递质释放而发挥作用。目前,暂没有关于不同剂量糖皮质激素在镇痛效力、效能和剂量反应关系方面的研究。地塞米松因理论上具有弱盐皮质激素作用的优势,而常被用于临床。此外,泼尼松或甲泼尼龙也常在临床使用。激素的使用剂量各不相同。地塞米松常常在小剂量(每日2 ~ 12 mg)即产生镇痛效果。对于功能受损而疼痛急剧加重的患者,强烈推荐在短时间内使用高剂量糖皮质激素。但同时应警惕胃肠道出血、严重消化不良和念珠菌感染的风险。伴有谵妄、感染及血糖水平控制不佳情况的患者应避免使用糖皮质激素。当糖皮质激素无效时,应逐渐减少用药剂量。

（4）双膦酸盐类药物、地舒单抗。双膦酸盐最初用于治疗肿瘤引起的高钙血症。在治疗骨源性疼痛，尤其是伴随肿瘤骨转移和多发性骨髓瘤时，同样有效。可有效治疗恶性骨痛的双膦酸盐有唑来膦酸、帕米膦酸和因卡膦酸。在治疗骨相关性事件中，与其他双膦酸盐相比较，最常用的是唑来膦酸。地舒单抗是一种新型的单克隆抗体，通过与NF-κB受体激活蛋白配体（receptor activator of NF-κB ligand，RANKL）相结合，抑制骨吸收而起作用。地舒单抗可预防肿瘤骨转移并缓解骨痛。一项纳入多项随机对照试验（RCT）的系统综述分析发现，地舒单抗在治疗骨痛和降低骨痛进展方面优于唑来膦酸。

（5）α_2肾上腺素受体激动剂。α_2肾上腺素受体激动剂既往主要用于控制高血压，但是目前临床上该类药物的使用范围已扩展到麻醉、围术期及术后疼痛管理、镇静、抗焦虑和慢性疼痛综合征管理，不良反应包括低血压、心动过缓和过度镇静。可乐定、替扎尼定和新型α_2肾上腺素受体激动剂——右美托咪定都是临床上常用的α_2肾上腺素受体激动剂。可乐定和右美托咪定都是选择性α_2肾上腺素受体激动剂，二者的α_2与α_1（效能）比值分别为200:1和1 620:1，因此右美托咪定对α_2受体的选择性大约是可乐定的8倍。关于α_2肾上腺素受体激动剂的研究显示，该类药物的作用位点主要集中在脊髓水平，但是右美托咪定同时具有中枢性和外周性的作用。

可乐定能够提高局麻药和吗啡的镇痛效果，并且可用于术后镇痛。已有充分证据表明可乐定局部使用，尤其是与末梢神经或神经丛阻滞、蛛网膜下腔麻醉，或硬膜外麻醉合并使用时能够提供很好的术后镇痛效果。与可乐定不同,右美托咪定很少经硬膜外隙或蛛网膜下腔给药,可能原因在于右美托咪定的神经毒性作用。研究提示,联合使用右美托咪定能降低吗啡使用量,而且并不增加疼痛程度。

(6)NMDA受体拮抗剂。NMDA受体拮抗剂具有阻断神经递质受体,进而抑制急性疼痛向慢性疼痛转换的作用,其中被阻断的递质信号是产生慢性疼痛途径所必需的。NMDA受体拮抗剂能降低阿片类药物的耐受性,且可增强阿片类药物的镇痛作用。剂量依赖性和不良反应(包括眩晕、头晕、疲劳、头痛、噩梦、感觉异常)限制了NMDA受体拮抗剂的应用范围。临床上NMDA受体拮抗剂有氯胺酮、金刚烷胺(一种抗流感病毒药)、美金刚(一种治疗阿尔茨海默病的药物)、右美沙芬(一种止咳药)和美沙酮(一种阿片受体激动剂和NMDA受体拮抗剂)。以上各种药物中,只有氯胺酮和右美沙芬两种NMDA受体拮抗剂目前临床上仍然在用于处理神经性疼痛的应用研究中。氯胺酮是强效NMDA受体拮抗剂,目前主要经口服或静脉途径用于处理慢性局部疼痛综合征和其他一些神经性疼痛。氯胺酮的不良反应有恶心、幻觉、兴奋感、头痛、高血压及肝酶升高。

(二)镇痛药物的合理使用原则

癌痛治疗需遵循WHO"三阶梯"镇痛治疗原则和NCCN成人癌痛治疗指南及中国成人癌痛治疗指南。概括为以下几点。

1.口服首选

能口服的患者首选口服药物治疗;合并有消化道功能障碍、恶性肠梗阻或意识障碍的患者,可选择其他途径给药,如透皮贴、皮下注射、静脉滴注、鞘内滴注等。

2.按照疼痛程度不同选择不同药物

轻度疼痛可选择 NSAID 或对乙酰氨基酚,但不建议两种 NSAID 联用或 NSAID 联合对乙酰氨基酚使用。如果镇痛效果不好,可采用低剂量强阿片类药物治疗,药物使用中注意不要超出药物的安全剂量,尤其是复方镇痛药。对于难治性癌痛,单用阿片类药物可能效果不好,可在阿片类药物基础上联合 NSAID 或对乙酰氨基酚,或联合其他辅助药物,或换途径给药,如皮下注射、静脉滴注、鞘内滴注。

3.按时给药

阿片类药物滴定时或处理爆发性疼痛可按需给药,维持镇痛时则应按照不同药物的作用时间按时给药。如果达不到预定的作用时间,可考虑增加背景给药剂量或联合辅助药物镇痛治疗。

4.关注镇痛药物不良反应并及时处理

NSAID、对乙酰氨基酚和阿片类药物不良反应表现不同,使用中应密切观察,尤其是阿片类药物,便秘是其最常见和顽固的不良反应,开具阿片类药物处方时可同时开一些润肠通便药物。

5.个体化给药

根据患者疼痛程度、药物敏感性、身体行为状态评分及器官功能状态不同选择药物,同时关注患者镇痛期望值,达到镇痛效果与舒适性的最佳平衡。

(姚文秀)

二、阿片类药物的滴定

作为癌痛治疗的基石,阿片类药物的起始治疗阶段在癌痛管理中发挥着至关重要的作用。但阿片类药物的初始治疗亦是微妙且极具挑战性的,合适的初始治疗是保证患者获益和依从的关键。这意味着必须谨慎权衡快速疼痛控制和治疗相关性不良反应。而上述目标实现的关键途径就是阿片类药物的滴定。

滴定(titration)一词源于实验技术,原意是指化学或生化实验中的一种定量分析手段。由于阿片类药物的疗效及安全性存在较大个体差异,需要逐渐调整剂量,以获得最佳用药剂量,即疼痛控制满意而不良反应可耐受,这一过程称为滴定。癌痛患者不同个体对疼痛刺激的耐受度不同,对阿片类药物的敏感度差异很大;同一个体的疼痛程度与性质,在癌症病情的不同阶段也可能不断地变化。因此滴定的目的是在患者的疼痛病程中实现快速镇痛效果,同时避免严重的不良反应。在癌痛管理中,进行阿片类药物滴定的具体优势在于:①可以充分、迅速地对疼痛进行控制;②可以确定药物的合理治疗剂量;③可以确保不同药物及剂型转换的平稳过渡;④可以全程掌握疼痛的解救剂量。

阿片类药物滴定的适宜对象包括:①阿片类药物未耐受的患者;②弱阿片类药物治疗效果不满意,需要调整为强阿片类药物的患者;③已经接受强阿片类药物治疗,因为疼痛加重或出现新的急性疼痛而要求增加剂量的患者;④既往长期治疗不足,目前疼痛严重、急需有效快速干预的患者。实际上,在癌痛管理全过程中,都需要以滴定的观念来维持阿片类药物疗效与患者个体耐受度的最佳平衡。在滴定过程中,阿片类药物的剂量增加以安全的方式进行,最终获得疗效与不良反应相互平衡的稳定的镇痛背景剂量。

根据美国食品与药品监督管理局的规定,阿片类药物耐受患者是指服用至少以下剂量药物者:口服吗啡每日 60 mg,芬太尼透皮贴剂每小时 25 μg,口服羟考酮每日 30 mg,口服氢吗啡酮每日 8 mg,口服羟吗啡酮每日 25 mg,或等效剂量其他阿片类药物,持续 1 周或更长时间。因此,凡不符合上述阿片类药物耐受定义的患者,包括从未使用过阿片类药物,或者阿片类药物剂量未达到上述标准或未持续达 1 周时间的患者,均称为未使用过阿片类药物(未耐受)的患者。应注意用于两类患者滴定的阿片类药物起始剂量、种类有所差别。

(一)常见的阿片类药物

1.吗啡

吗啡作为经典的阿片类药物,在临床应用中具有成熟、有效及低廉的特点,一直是中、重度癌痛药物治疗的首选。早期以重度癌痛患者为目标人群的系列研究显示,对于疼痛剧烈的癌痛患者在严密监护下静脉吗啡滴定快速有效、耐受良好。而对于镇痛需求比较温和的阿片类药物未耐受的癌痛患者,以口服吗啡即释片为代表的短效阿片类药物类药物滴定,可以使绝大多数患者的疼痛在 24～48 小时充分缓解。在我国国家卫生健康委员会(以下简称国家卫健委)颁布的《癌症疼痛诊疗规范(2018 年版)》、NCCN《成人癌痛临床实践指南》和欧洲姑息治疗协会(EAPC)《癌痛的阿片类药物治疗指南》关于阿片类药物滴定的细则中,均把即释吗啡(尤其是口服吗啡即释片)作为滴定的首选药物。此外,对于镇痛需求相对稳定的部分患者,吗啡缓释片亦可作为滴定药物。

2.羟考酮

羟考酮为半合成的纯阿片受体激动剂,其药理作用和作用机制与吗啡相似,主要通过激动中枢神经系统的阿片受体而起镇痛作用,镇痛效力中等。也可通过直接作用于延髓的咳嗽中枢起镇咳作用,该药还有抗焦虑和镇静作用。一系列临床研究显示,羟考酮与吗啡在滴定疗效与安全性指标上是相似的。国内学者周俊翔2020年发表的大型系统评价显示,羟考酮缓释片与吗啡缓释片在中重度癌痛的滴定中疗效相似,疼痛控制率均在80%以上。

3.氢吗啡酮

氢吗啡酮是纯阿片受体激动剂,镇痛效能比吗啡强,脂溶性约是吗啡的10倍,皮下吸收快,适用于皮下给药,肝、肾功能障碍可影响其在体内的代谢。

4.舒芬太尼

舒芬太尼是芬太尼的N-4噻吩基衍生物,对μ受体的亲和力比芬太尼强7~8倍,其镇痛效能是吗啡的1 000倍,是芬太尼的5~10倍,镇痛作用时间比芬太尼长,而且毒性低,安全范围广。

(二)临床常用滴定方法和剂量调整

1.国家卫健委癌痛诊疗规范滴定法

(1)对于阿片类药物未耐受的患者,按照如下原则进行滴定。

①使用吗啡即释片进行治疗。

②根据疼痛程度,拟定初始固定剂量5~15 mg,每4小时1次或按需给药。

③用药1小时后疼痛不缓解或缓解不满意,应于1小时后根据疼痛程度给予滴定剂量[表4-7,引自国家卫

健委《癌症疼痛诊疗规范(2018年版)》],密切观察疼痛程度、疗效及不良反应。

表4-7　剂量滴定增加幅度参考标准

疼痛强度(NRS)	剂量滴定增加幅度/%
7～10	50～100
4～6	25～50
2～3	≤25

④第一天治疗结束后,计算第二天药物剂量。次日总固定量=前24小时总固定量+前日总滴定量。第二天治疗时,将计算所得次日总固定量分6次口服,次日滴定量为前24小时总固定量的10%～20%。

⑤依法逐日调整剂量,直到疼痛强度稳定在0～3。如果出现不可控制的不良反应,疼痛强度<4,应该考虑将滴定剂量下调10%～25%,并重新评价病情。

⑥对于未曾使用过阿片类药物的中、重度癌痛患者,推荐初始用药选用短效阿片类药物,个体化滴定用药剂量;当用药剂量调整到理想镇痛及安全的剂量水平时,可考虑换用等效剂量的长效阿片类药物。

(2)对于已使用阿片类药物治疗癌痛的患者,根据患者癌痛强度,按照表4-7要求进行滴定。对癌痛病情相对稳定的患者,可考虑使用阿片类药物缓释剂作为背景给药,在此基础上备用短效阿片类药物,用于治疗爆发性疼痛。

2.NCCN《成人癌痛临床实践指南》滴定法

(1)对于阿片类药物未耐受患者,按图4-1所示方法滴定。

(2)对于阿片耐受患者,按图4-2所示方法滴定。

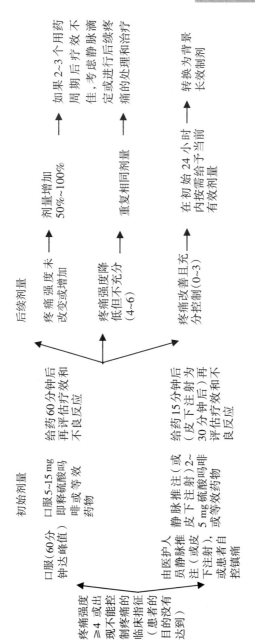

图4-1　阿片类药物未耐受患者的滴定（NCCN法）

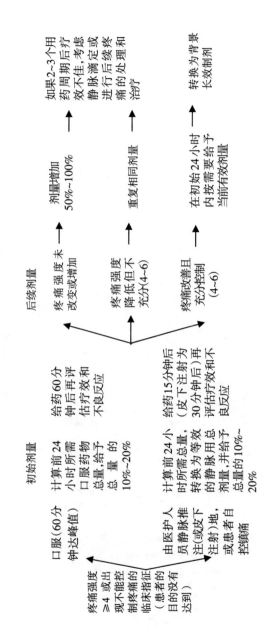

图 4-2 阿片耐受患者的滴定（NCCN 法）

(3)给药原则。

①当24小时阿片类药物的镇痛剂量比较稳定时，考虑将短效阿片类药物更换为缓释阿片类药物来控制慢性持续性疼痛。

②对于无法通过缓释阿片类药物缓解的疼痛，包括爆发痛或急性加重的疼痛、与活动或体位相关的疼痛或在给药间期末出现的疼痛，给予解救剂量的短效阿片类药物进行治疗。

③如果患者出现难治的不良反应，且疼痛强度≤3，考虑阿片类药物减量10%～25%，然后再评估镇痛效果，并且对患者进行密切随访以确保疼痛不再加剧。如果疼痛控制不佳或不良反应持续存在无法耐受，考虑从一种阿片类药物转换为另一种阿片类药物或改变给药途径。

④短效和缓释剂型最好采用相同的阿片类药物，便于换算、调整药物剂量。

⑤如果患者经常需要按需给予阿片类药物，或按时给药的阿片类药物剂量在峰效应或给药结束时无法缓解疼痛，可增加缓释阿片类药物的背景剂量。

⑥如果疼痛控制不佳或不良反应持续存在，考虑从一种阿片类药物转换为另一种阿片类药物。

⑦对存在危险因素（如肝、肾功能下降，慢性肺病，上呼吸道受损，睡眠呼吸暂停和体能较差）的患者谨慎给药和滴定。

3.阿片类药物的转换方法

(1)确定24小时内当前使用的阿片类药物剂量。

(2)计算出新阿片类药物的等效镇痛剂量,见表4-8。

表4-8　常用阿片类药物转换关系

药　物	剂　量	给药途径	半衰期/时	作用持续时间/时
可待因	200 mg	口服	2～4	4～6
吗啡	10 mg	肌内注射、静脉推注、皮下注射	2～3	3～4
	30 mg	口服	2～3	3～6
缓释吗啡	30 mg	口服	3.5～5	8～12
羟考酮	20 mg	口服	2～3	3～6
缓释羟考酮	20 mg	口服	4～5	8～12
芬太尼透皮贴剂	25 μg/h	外贴	20～27	48～72/贴

(3)考虑到不同阿片类药物之间的不完全交叉耐受,如果之前疼痛已得到有效控制,且患者对阿片类药物耐受,则将剂量减少25%～50%。在前24小时内,根据镇痛需要进行滴定。

(4)如果之前的剂量无效,可以从100%的等效镇痛剂量开始。

(5)根据新的阿片类药物的每日给药频率计算每次剂量。对于爆发痛,考虑按需给药,剂量为每日总剂量的10%～20%。

(6)需考虑肝和肾功能状态对新阿片类药物代谢和清除的影响。

（三）阿片类药物简化滴定策略

由于吗啡口服即释剂型的药代动力学达峰时间（t_{max}）<1小时，消除半衰期（$t_{1/2\beta}$）为2～3小时，药效持续时间约4小时，故大量临床研究及实践均以口服吗啡即释片每4小时给药的方式进行滴定设计，且长期以来被EAPC等专业协会的癌痛治疗指南和我国国家卫健委的《癌症疼痛诊疗规范》所推荐。NCCN《成人癌痛临床实践指南》则采用了静脉或口服按需给药的方式进行吗啡的初始滴定。

无论是"按时给药"还是"按需给药"方式，均能获得满意的滴定效果。但烦琐的滴定操作使医疗成本压力日趋增大。结合相关临床研究及国外指南推荐，国家卫健委《癌症疼痛诊疗规范（2018年版）》中建议，对疼痛病情相对稳定的患者，可考虑使用阿片类药物缓释剂作为背景给药。以下为举例方法。

1.缓释阿片类药物常规背景滴定法

（1）对于未达到阿片类药物耐受的患者按如下方法滴定（举例供参考）。

①经过评估对于出现癌痛中度及以上（NRS≥4）患者，起始剂量可选择缓释阿片类药物，如羟考酮缓释片每12小时10～20 mg或吗啡缓释片每12小时10～30 mg按时口服，用吗啡缓释片滴定时需同时口服吗啡即释片5～15 mg。

②羟考酮缓释片首次服药1小时后、吗啡缓释片和吗啡即释片首次服药1小时后进行评估，如NRS<4则可继续观察，24小时内按需给予当前有效剂量

(吗啡即释片 5～15 mg)镇痛；如 NRS≥4，应给予吗啡即释片 7.5～15.0 mg 口服，并在 1 小时后继续评估，按 NCCN 指南即释吗啡滴定原则调整吗啡片剂量。

③经过 2～3 个周期给药，而 NRS≥4 需重新评估，考虑给予吗啡皮下注射镇痛。

④24 小时内按当前有效剂量按需给予吗啡即释片。如果采用羟考酮缓释片滴定，次日羟考酮缓释片给药剂量为前 24 小时羟考酮缓释片固定量+前 24 小时即释吗啡总解救量(口服吗啡转换为口服羟考酮镇痛效能换算比为 1.5∶1 至 2∶1)。该剂量分成 2 份，每 12 小时口服 1 次。如果采用吗啡缓释片滴定，则直接将 24 小时所使用的固定量+前 24 小时即释吗啡总解救量分成 2 份，每 12 小时口服 1 次。

(2)对于阿片类药物耐受患者按如下方法滴定(举例供参考)。

①疼痛控制不达标，癌痛中度及以上(NRS≥4 分者，参照阿片类药物镇痛效能比，将其他强阿片类药物转换为相应剂量的吗啡缓释片或羟考酮缓释片，分成 2 份，每 12 小时按时口服 1 次。口服吗啡转换为口服羟考酮镇痛效能换算比为 1.5∶1 至 2∶1。对于需要从芬太尼透皮贴剂转换为口服镇痛药的患者，参照每小时 25 μg(每 72 小时 4.2 mg)芬太尼透皮贴剂(骨架型)相当于每日 60 mg 口服吗啡或每日 30 mg 口服羟考酮的镇痛效能比进行转换，并减量 25%～30% 作为滴定的起始剂量。如患者滴定前使用镇痛药为芬太尼透皮贴剂，则需要撤下芬太尼贴剂 18 小时后才可使用吗啡缓释片或羟考酮缓释片。

②羟考酮缓释片首次服药 1 小时后、吗啡缓释片首

次服药2小时后进行评估,如NRS<4则可继续观察,24小时内按需给予当前有效剂量吗啡即释片(剂量相当于当前24小时吗啡缓释片或等效剂量总量的10%~20%);如NRS≥4,给予吗啡即释片(剂量相当于当前24小时吗啡缓释片或等效剂量总量的10%~20%)并在1小时后继续评估,按NCCN指南即释吗啡滴定原则调整吗啡片剂量。

③经过2~3个周期给药,而患者NRS≥4需重新评估,考虑给予吗啡皮下注射镇痛。

④24小时内以当前有效剂量按需给予吗啡即释片。计算次日阿片类药物缓释片给药剂量,分成2份,每12小时口服1次。

2.缓释阿片类药物简化滴定法

上述缓释阿片类药物的常规背景滴定,虽然在滴定初始即提供了背景镇痛剂量,改善了管理灵活性,提高了滴定效率,但仍然需要定时评估、按需给药,且需要反复换算,非癌痛专业人员短时间内难以掌握。而各大指南或我国国家卫健委诊疗规范对于解救所需即释吗啡增幅(25%~100%)、日总量占比(10%~20%)等细节均为经验性推荐,不同医师在具体操作时仍有较大的主观性。这种临床实践现状,既对滴定方式的改进提出了要求,也提供了操作上的弹性空间。因此滴定思路的进一步简化已受到临床工作者的重视。以下列举了两种国内简化滴定方案的操作思路,仅供参考。

(1)简化方案一(24小时评估调整法)。我国《癌痛合理用药指南》对缓释阿片类药物的滴定进行了推荐(图4-3)。

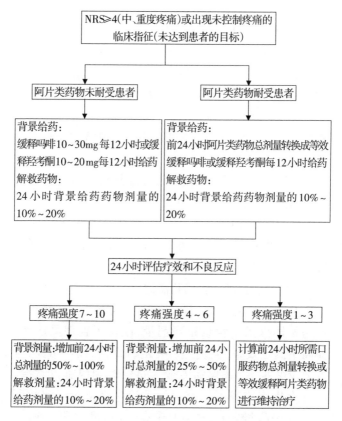

图4-3 缓释阿片类药物的滴定

（2）简化方案二（12小时评估调整法）。

①疼痛可以耐受，且不影响睡眠。维持目前每12小时用药剂量。

②任何时候疼痛不能耐受或影响睡眠，口服50%单次羟考酮缓释片基础剂量的吗啡即释片解救，或口服吗啡24小时总剂量10%～20%的吗啡即释片解救。

③疼痛不能耐受或影响睡眠，下一个调整周期吗啡缓释片或羟考酮缓释片加量50%，如果3天后疗效不

佳,门诊复诊。

在此简化滴定思路中,吗啡即释片不换算为羟考酮缓释片,如需解救3次以上或疼痛影响睡眠,下一个调整周期羟考酮缓释片直接加量50%。如NRS超过3,以换算为吗啡总剂量10%～20%的吗啡即释片处理爆发痛(羟考酮缓释片单次剂量的50%)。使用者只需记住2个50%的关系:爆发痛或者疼痛未缓解,给予即释吗啡的剂量是羟考酮缓释片12小时剂量的50%(吗啡24小时剂量的10%～20%);在过去的12小时内,疼痛未缓解(NRS>3)或夜间影响睡眠,在下一调整周期,需要增加基础用量,增加的剂量是上一个调整周期给予吗啡缓释片或羟考酮缓释片剂量的50%。

总而言之,随着抗肿瘤治疗手段的日益丰富,尤其是靶向、免疫治疗药物日新月异的发展,晚期肿瘤患者不仅有长期生存可能,且门诊或居家治疗在患者全治疗周期中比重越来越高。抗肿瘤治疗获益的提升,亦降低了重度癌痛的发生率,加之节约医疗资源的要求,促进了简化滴定思路的发展。近年来,简化滴定策略在临床实践中已成趋势。这种看似“简单粗暴”的滴定模式却有着独到之处。因为,疼痛是患者绝对主观的体验,过于程式化的滴定步骤对于癌痛患者个体的心理需求而言可能并非优选,同时造成医疗资源的压力,且应用场所受限明显。滴定方法的演进,其实也是医护人员在客观规律下发挥主观能动性的一种体现。进一步筛选出简化滴定的适合对象、优化滴定方案将是今后研究的方向。

与此同时,社会的高度信息化发展,亦能为门诊癌痛患者阿片类药物滴定的教育管理提供更多的帮助。国内学者2020年发表的1项RCT研究显示,通过微信方式对居家癌痛患者的强化教育,相较于传统教育方式,提高了前24小时内疼痛完全缓解率和满意度,改善了患者生活质量。不论是实时性、嵌入性和交互性均突出的微信,还是受众流量效应明显的短视频,诸如此类的信息传播手段在癌痛管理领域的广泛应用必将是今后重要的发展趋势。

（谢华　吴萍）

三、阿片类药物不良反应的预防及处理

阿片类药物的各种不良反应是临床上的常见问题,也是阻碍临床工作中阿片类药物规范使用的重要因素之一。如果处理不恰当,可能导致患者对治疗药物的抗拒,降低患者的依从性,影响下一步治疗,严重时甚至可能会危及患者生命;同时也会使临床医生对阿片类药物望而却步,导致了阿片类药物使用的不规范。因此,应重视阿片类药物的不良反应,并且积极预防和治疗。

在阿片类药物的不良反应控制中,我们需要认识到:

（1）大多数的不良反应都是可预期的,因此应该注重预防。在初次使用阿片类药物时应从小剂量开始,规范滴定。

（2）针对患者及其家庭成员的教育对于阿片类的药物不良反应的防治尤为重要。

（3）疼痛这一症状很难独立于癌症之外进行单独治疗,患者的不良反应可能来自阿片类药物,也可能来自其他治疗或癌症本身。

(4)除便秘外,阿片类药的其他不良反应均会随时间逐渐减轻。为减轻阿片类药物的不良反应,可最大化使用非阿片类药物和非药物治疗,减少阿片类药的剂量。如果不良反应持续存在,可考虑阿片类药物的轮换。

(5)对于控制困难的不良反应,多学科团队的评估和干预是非常有必要的。

(一)便秘

1.概述

便秘定义为小而坚硬的粪便团块十分难于排除,而且比正常的排便次数减少。在使用阿片类药物的患者中,便秘是最常见的不良反应,数据显示90%以上的患者在使用阿片类药物的过程中均会出现便秘。与其他阿片类药物的不良反应不同,患者不会因长期用药而耐受,它不仅会出现于用药初期,而且还会持续存在于阿片类药物镇痛治疗的全过程,且随剂量增加便秘程度也逐渐加重。

便秘可能是无其他症状的,也可能会导致患者厌食、恶心、呕吐、上腹部发胀、直肠疼痛,甚至肠梗阻。除阿片类药物外,其他因素也可能导致便秘,如进食进饮少、衰弱、肿瘤脑转移、化疗、放疗、高钙血症、其他肠道疾病等。在晚期肿瘤患者中,便秘一般都是由多种因素共同引起的。总的说来,便秘处理的目标是患者能够每1~3天不费力地排便1次。

2.评估

在针对便秘的干预开始之前,首先应评估患者便秘的原因,询问患者正常的大便习惯和现在的状况,了解患者既往应用缓泻剂的情况,可使用肠功能指数量表(bowel function index,BFI)(表4-9)。如果患者告知

3天或3天以上未解大便,或诉说直肠不适,建议行直肠指诊。对于住院的患者,应记录每天患者的大便时间和次数。

表4-9　肠功能指数量表

以下量表是为了了解您在过去1周的排便情况,请根据您的实际情况打分。

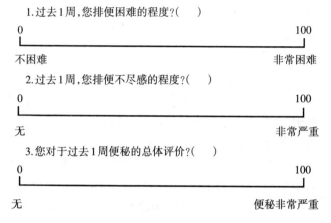

1.过去1周,您排便困难的程度?(　　)

0　　　　　　　　　　　　　　　　　　　　　　　　100

不困难　　　　　　　　　　　　　　　　　　　非常困难

2.过去1周,您排便不尽感的程度?(　　)

0　　　　　　　　　　　　　　　　　　　　　　　　100

无　　　　　　　　　　　　　　　　　　　　　非常严重

3.您对于过去1周便秘的总体评价?(　　)

0　　　　　　　　　　　　　　　　　　　　　　　　100

无　　　　　　　　　　　　　　　　　便秘非常严重

该量表结果:总分为3个条目的平均分。BFI得分<28.8分,患者无便秘;判断疗效时,BFI得分的改变>12分,提示有临床意义;BFI得分的改变<5分时可以认为无变化。

3.预防措施

对于规律服用阿片类镇痛药物的患者,大多数都需要给予一定的轻泻剂或大便软化剂来缓解便秘。预防性药物方面,可给予刺激性泻药(如番泻叶)或聚乙二醇,也可考虑选择中医药预防便秘。当患者使用的阿片类药物增加剂量时,相应的缓泻剂也应增加剂量。在日常膳食中,应要求患者努力增加食物的摄取,增加膳食纤维的摄入和液体的摄入。如果可能,应鼓励患者运动,适当参与锻炼。

4.治疗措施

(1)如果患者的便秘持续存在,应该再次评估患者便秘的原因和严重程度,可进行直肠指诊或腹部影像学检查,排除肠梗阻或粪便嵌塞。

(2)根据患者的需要可调整缓泻剂的剂量,或增加其他药物,以保证每1～2天1次肠道非强制通便。可增加的药物包括氢氧化镁(30～60 ml,口服,每日1次)、比沙可啶(2～3片,口服,每日1次)、乳果糖(30～60 ml,口服,每日1次)、聚乙二醇(1袋,口服,每日2次)、甲氧氯普胺(10～20 mg,口服,每日3次),同时可预防恶心、呕吐。据个体情况适量使用番泻叶等缓泻剂,也可服用麻仁丸来软化和促进排便。

(3)在调整便秘治疗方案后,如果患者仍然3天及以上不排便,可选择硫酸镁、山梨醇、比沙可啶进行治疗,根据情况可重复用药。50%硫酸镁溶液配成灌肠剂灌肠处理;可给予栓剂,如比沙可啶10 mg和甘油4g,或者行灌肠。如果仍然无效,可以给予磷酸盐灌肠,并可能需要在第二天重复。

(4)对于接受阿片类药物治疗的患者,如果恰当的口服缓泻剂和直肠干预仍然不能产生期待的效果,可酌情考虑使用甲基纳曲酮。甲基纳曲酮在经皮下给药时,是一种外周作用的阿片受体拮抗剂。由于其价格较昂贵,只有在优先使用缓泻剂无效时才应考虑应用甲基纳曲酮治疗阿片类药物引起便秘的患者。

(5)如果刺激性缓泻剂引起肠绞痛,可以将每天的总量分成每次较小的剂量,每天多次给予。或者改成粪便软化剂,并根据患者的需要来进行剂量滴定。

(6)还可考虑选择中医药治疗便秘。

（7）必要时减少阿片类药物的剂量，合用其他镇痛药物。

（二）恶心、呕吐

1.概述

恶心是指具有呕吐需要的一种不愉快的感觉，时常伴随出现自主神经功能紊乱的症状，如面色苍白、出冷汗、心悸和腹泻。呕吐是指一种膈肌和上腹肌肉的有节律的、痉挛性运动，导致胃内容物通过口腔被逐出。在使用阿片类药物的患者中，恶心、呕吐的发生率约为30%，一般发生在用药初期，症状大多会在用药后的4~7日逐渐缓解，随着用药时间的延长，患者对该不良反应也会逐渐耐受。

需要注意的是，引起肿瘤患者治疗期间出现恶心、呕吐的原因，除了阿片类镇痛药物，还有肿瘤中枢神经系统转移、高钙血症、化疗、放疗、NSAID等原因。因此对于恶心、呕吐的评估，需结合临床进行具体的分析判断，据此提出相应的治疗策略。

2.治疗措施

（1）药物治疗措施如下。

①可考虑口服丙氯拉嗪10 mg，每6小时1次或按需给药；口服氟哌啶醇0.5~1.0 mg，每6~8小时1次；或口服甲氧氯普胺10 mg，每6小时1次或按需给药。这些药物的长期使用可能会导致迟发性运动障碍的发生，尤其是年老体弱者，需要特别关注。

②上述药物在治疗初期可按需给药，如果按需给药时恶心、呕吐症状无好转，则应调整为按时给药。1周后患者症状得到控制，可再改为按需给药。

③5-羟色胺受体拮抗剂可作为上述药物的替代方案，如口服昂丹司琼4~8 mg，每日3次；口服

盐酸格拉司琼 2 mg，每日 1 次。由于 5-羟色胺受体拮抗剂可引起便秘或加重已有的便秘，因此务必谨慎使用。

④对于合并肠梗阻的患者，可考虑给予口服奥氮平每日 2.5～5.0 mg。相较于典型抗精神病药物（如氟哌啶醇），奥氮平的锥体外系反应发生率较低。

⑤其他辅助治疗药物包括糖皮质激素（如地塞米松）、苯二氮䓬类（如劳拉西泮）、抗癫痫类药物（如丙戊酸钠）。

⑥如果恶心、呕吐持续 1 周以上，应重新评估恶心、呕吐的原因和严重程度，考虑阿片类药物更替。

⑦如果更换几种阿片类药物，并采取上述措施后，恶心、呕吐仍然存在，可考虑通过神经阻滞镇痛或神经损毁术来尽可能减少阿片类药物的剂量。

（2）非药物治疗措施如下。

①保持居住环境的安静，远离异味食物，避免看到和闻到某些有刺激的食物。

②饮食习惯上注意少食多餐，避免暴饮暴食。

（三）过度镇静

1.概述

过度镇静多见于阿片类药物使用初期、上调药物剂量或合用抗惊厥药、镇静药治疗期间，一般 2～3 日症状能自行缓解。如果患者出现明显的过度镇静症状，首先应排除引起嗜睡及意识障碍的其他原因，如中枢神经系统疾病、水电解质紊乱、感染等。阿片类药物引起的镇静，常常容易同肿瘤患者的肿瘤相关性乏力相混淆，正确地区分二者非常重要。部分患者因长期疼痛控制不佳而失眠，在初始使用阿片类药物镇痛治疗的数日内可能会出现"补偿性"睡眠，这种状况可持续

2~3天。

2.治疗措施

(1)综合考虑患者的疼痛程度、并发症和一般状况等因素,制订个体化的镇痛治疗方案,避免过度镇静的发生。

(2)对于接受阿片类药物治疗2~3日仍然不能耐受,出现过度镇静的患者,可考虑用减少单次给药剂量、增加给药次数的方法,降低药物的峰浓度。

(3)在患者疼痛得到控制的情况下,可酌情下调阿片类药物的剂量,或者考虑阿片类药物的更替。

(4)药物治疗方面,可选择中枢兴奋剂治疗过度镇静:咖啡碱每6小时口服100~200 mg;哌甲酯口服5~10 mg,每日1~3次;右旋苯丙胺口服5~10 mg,每日1~3次;或莫达非尼每日口服100~200 mg。如果使用中枢兴奋剂治疗过度镇静,用药时间注意应在早晨和午后使用,以避免夜间失眠。

(5)如果采取上述措施后,过度镇静仍然存在,可考虑通过神经阻滞镇痛或神经损毁术来尽可能减少阿片类药物的剂量。

(四)呼吸抑制

1.概述

阿片类药物导致的呼吸抑制发生率并不高,据文献报道小于0.5%,但它却是阿片类药物最为严重的不良反应。除了阿片类药物的使用外,肿瘤中枢神经系统转移和感染也是呼吸抑制的常见原因。呼吸抑制常常发生在过度镇静之后,主要表现为呼吸频率减低、呼吸变浅、通气量减少、口唇发绀等。血气分析可出现动脉血氧分压和血氧饱和度下降,二氧化碳分压升高,但二氧化碳分压升高常常出现在低氧血症之前。因此对于过度镇静逐渐加重的患者,应特别警惕呼吸抑制的出现。对于心肺功能不全,合并其他呼吸系统疾病的患者,或同时使用其他镇静药物的患者,呼吸抑制的风险会明显增高,应谨慎进行药物剂量滴定,并严密监测患者情况。

2.治疗措施

(1)患者在使用阿片类药物的初期,或进行剂量上调时,应密切监测患者神志、呼吸等生命体征的变化,注意保持患者气道通畅。

(2)必要时可考虑给予阿片受体拮抗剂,但拮抗剂的使用必须谨慎决定。

①纳洛酮(0.4 mg/ml)加入9 ml的生理盐水中,配制为10 ml的总量。每30~60秒静脉给予患者1~2 ml(0.04~0.08 mg),直到患者症状改善。

②由于阿片类药物的半衰期通常比纳洛酮要长(血浆半衰期为60~80分钟),因此当患者症状无明显改善时可重复给药。

③如果患者使用纳洛酮的时间超过10分钟,或纳洛酮剂量已经超过1 mg,患者的呼吸状况仍然没有改善,则必须考虑呼吸抑制是否是由其他因素导致的。

④对于使用半衰期较长,或缓释阿片类药物的患者,纳洛酮可以缓慢静脉滴注。

(3)对于使用了阿片受体拮抗剂的患者,需要特别仔细地观察他们的疼痛控制情况,部分患者可能会需要再次谨慎地给予小剂量的阿片类药物来控制他们的疼痛。

(4)对于终末期患者,如果是以舒缓治疗、解决患者呼吸困难为目的而使用阿片类药物,那逐渐发生的呼吸变慢是预期内的现象。如果这时给予患者阿片受体拮抗剂,可能会与最初的舒缓治疗的目的相左。对于这种情况,需要根据患者的具体情况分析考虑。

(五)谵妄

1.概述

谵妄是一种急性精神错乱,表现为意识障碍(如注意力和维持力下降)和认知功能的变化(如记忆缺失、定向障碍、语言障碍和感觉障碍)。这种精神障碍常常在短时间内出现(通常为几小时或几天),并且在一天的时间内趋于波动。谵妄是肿瘤患者在疾病终末期最常见的精神系统并发症,除了可能由阿片类药物引起,也可能由缺氧、尿毒症、肿瘤中枢神经系统转移、长期使用激素、其他精神药物等原因引起。

通常根据患者的觉醒程度和精神运动性活动,谵妄可分为三种临床亚型:

(1)活动亢进型。以坐立不安、激越性躁动、过分紧张、幻觉和妄想为特征。可伴有自主神经系统过度活动的特征,如面色潮红、瞳孔散大、结膜充血,心动过速和出汗。

(2)活动减退型。以精神运动阻滞、倦怠、对环境的意识状态减低为特征,幻觉和妄想较少见。

(3)混合型。以激越性躁动与呆滞两个特征交替出现为特征。

2.治疗措施

(1)药物治疗措施如下。

①在排除其他因素导致的谵妄后,单纯由阿片类药物引起的谵妄可以通过降低阿片类药物的剂量,或阿片类药物更替得到缓解。

②可考虑联合使用非阿片类镇痛药,以减少阿片类药物的剂量。

③可考虑使用抗精神病药物治疗患者谵妄。氟哌啶醇每次 0.5~2.0 mg,每 4~6 小时口服或静脉用药;或奥氮平每次 2.5~5.0 mg,每 6~8 小时口服或舌下含服;或利培酮每次 0.25~0.50 mg,每日 1~2 次口服。由于这些药物的消除半衰期较长,当这些药物在长期使用时,可能需要适当降低使用剂量。

④如患者在使用抗精神病药物后仍然呈激越性躁动,必要时可增加苯二氮䓬类药物。对于终末期患者,联合使用抗精神病药物和苯二氮䓬类药物几乎都会降低患者的意识水平,有时可能会引起过度镇静甚至患者死亡,需谨慎使用。

(2)非药物治疗措施如下。

①向患者家属清楚地解释患者谵妄的原因,建议家属保持平静,避免和患者的冲突。

②尽可能避免改变患者的环境,条件许可的情况下可提供单独的病房,鼓励患者家属或亲近的朋友尽可能地陪伴患者。

③需要提供一对一的护理以确保患者的安全。

(六)尿潴留

1.概述

阿片类药物引起尿潴留的发生率较低,主要是由于阿片类药物导致膀胱括约肌痉挛所致。尿潴留的发生率与阿片类药物剂量呈正相关。既往存在前列腺肥大的患者属于尿潴留的高危人群。除了阿片类药物外,尿潴留的常见原因还包括肿瘤膀胱颈浸润、马尾神经丛受压、鞘内神经阻滞、脊椎内镇痛、全身性衰弱等。

2.治疗措施

（1）可采用诱导自行排尿法，如听水流声、热水冲洗会阴部、按摩下腹部等。

（2）良性前列腺增生症的患者可给予 α_1 肾上腺素受体拮抗剂，如坦索罗辛 400 μg 口服，每日 1 次。当前列腺增生程度更大时，可给予 5α-还原酶抑制剂，如非那雄胺片 5 mg 口服，每日 1 次。

（3）解除其他可能加重尿潴留的因素，如尿路感染、直肠内粪便阻塞等。

（4）当上述措施无效或不适用时，可安置导尿管。

（七）皮肤瘙痒

1.概述

皮肤瘙痒是皮肤疾病的主要症状，也是阿片类药物常见的不良反应之一，在接受阿片类药物治疗的患者中，其发生率为 10%～50%。即使在细心的皮肤护理下，阿片类药物也能引起顽固性瘙痒，而且瘙痒在阿片类药物治疗的开始阶段更容易发生。但它也可能并发于许多其他全身性疾病，如糖尿病、甲状腺功能亢进、淋巴瘤、胆汁淤积、慢性肾衰竭等。

2.治疗措施

（1）如果瘙痒伴有皮疹、荨麻疹或呼吸短促，应考虑患者存在阿片类药物过敏，需重新考虑阿片类药物的选择。

（2）非药物治疗。避免使用刺激性清洗剂，使用有滋润作用的乳剂或皮肤霜剂；不鼓励搔抓，允许轻柔地摩擦；避免长时间热水淋浴；增加空气湿度，避免皮肤干燥。

(3)药物治疗。

①可考虑使用抗组胺药,如苯海拉明每次 25 ~ 50 mg,静脉给药或口服,每 6 小时 1 次;或异丙嗪每次 12.5 ~ 25.0 mg 口服,每 6 小时 1 次。

②如果瘙痒持续存在,可考虑在镇痛方案中增加小剂量阿片受体激动–拮抗剂,如纳布啡 0.5 ~ 1.0 mg,按需或每 6 小时静脉给药。

③可使用止吐剂量的昂丹司琼。

④考虑持续滴注纳洛酮每小时 0.25 μg/kg,最大可调整至每小时 1 μg/kg,以减轻瘙痒且不减弱镇痛效果。

(八)其他少见不良反应

1.运动与认知障碍

有的研究数据表明,稳定剂量的阿片类药物(使用时间超过 2 周)对精神、运动和认知功能的影响很小,但是在镇痛和滴定过程中仍然应监测这些功能。对于正在接受阿片类药物治疗的患者需要关注他们是否存在驾驶障碍,建议对这类患者进行驾驶障碍的筛查。

2.性腺功能减退

长期使用阿片类药物会抑制下丘脑–垂体–肾上腺(HPA)轴,可导致男性和女性的性腺功能减退。如果未得到及时的诊断和治疗,性腺功能减退可导致骨质疏松症、性欲下降、功能和情绪不良、胰岛素抵抗、疼痛增强和肥胖等。有研究提示相较于短效阿片类药物,缓释阿片类药物同性腺功能减退的相关性更大,而且性腺功能减退风险并不受患者年龄和阿片类药物每日总剂量的影响。对于长期使用阿片类药物的患者,可考虑定期进行激素水平的检测。

3.药物滥用及成瘾

随着近些年临床中对药物滥用的问题越发重视,以及癌痛规范化治疗的推广,全球阿片类药物使用量都有大幅度提高,但滥用及成瘾的发生概率反而更低。

(李娟　魏阳)

第二节　癌痛的非药物治疗

2016年,IASP官方杂志 *Pain* 中,提出了对疼痛定义进行更新的建议,文章指出,疼痛是一种与实际或潜在的组织损伤相关联的,包括了感觉、情绪、认知和社会成分的体验。尽管原始的生物自我保护本能为我们提供了逃避疼痛的能力,但进化而来的认知加工和社会适应能力促使我们将这些能力整合入疼痛模型之中。疼痛的社会沟通模型就是这样一种模型,它强调疼痛不仅是一种体验,还是一种表达与社会沟通。对于患者而言,体验到的疼痛只有通过恰当的表达和交流才是真正意义上的疼痛,才能获得相应的关注与支持;对于医护人员而言,既要有体验、共情患者痛苦的能力,也要有保护、照料患者的能力,这些能力都需要表达与沟通,且恰当的表达与沟通具有疗愈的潜力。疼痛的社会沟通模型不仅纳入遭受痛苦的患者,还囊括了医护人员、照顾者和家属,以及他们对于疼痛的沟通,而后者对患者疼痛的评估至关重要。因此癌痛的治疗既要包括药物治疗,还应包括针对情绪、认知、社会成分的疼痛体验的非药物治疗。

一、癌痛患者的心理支持治疗

(一)癌痛患者的心理评估

2016年3月,原国家卫生和计划生育委员会发布《关于加强肿瘤规范化诊疗管理工作的通知》,在优化肿瘤诊疗模式中明确指出关注患者的心理和社会需求,结合医学模式转变,医疗机构和医护人员要关心、爱护肿瘤患者,了解患者的心理需求和变化,做好宣传、解释和沟通;鼓励有条件的医疗机构开展医务社会工作和志愿者服务,为有需求的患者链接社会资源、提供帮助。要识别患者的心理和社会需求,第一步就是评估心理状态。心理评估工具必须考虑到患者的需求、工作人员的负担以及对筛查效果的影响。

NCCN推荐使用心理痛苦温度计(distress thermometer, DT)(表4-10)和痛苦来源问题列表(problem list, PL)筛查肿瘤患者的心理状态。经临床研究报道,DT有效、稳定,并且对于临床工作人员来说简便易行,可以通过临界值来判断患者是否存在痛苦;PL能同时评估患者是否存在躯体症状、情绪负担、社会问题等,且能评估患者上述症状的严重程度。这样就能够动员其他专业人员有效地对患者的痛苦状况做出应答,包括将存在痛苦且有心理、社会支持需求的患者转诊给专业的心理治疗师、精神科医生等。

表4-10　心理痛苦温度计

亲爱的病友：

　　您好！首先感谢您对我们医护人员的信任。我们衷心希望与您携手共抗病魔，并祝您早日康复！

　　在疾病的治疗和康复中，您可能会因为一些身体或心理上的不适而产生困扰。**比如睡眠问题、疼痛、食欲不振、心烦心慌**等。作为医护人员，我们非常希望能够了解您的内心困扰并提供专业的服务。

　　请认真填答这份小的问卷，如实告诉我们是什么原因或哪儿不舒服使您感到困扰，以及困扰的程度。只要您告诉我们，我们会在医疗中尽力减轻您的困扰，给予您更多的人文关怀。

　　首先，请在最符合您最近一周所经历的平均困扰的水平数字上面画"○"。

极度困扰

10
9
8
7
6
5
4
3
2
1
没有困扰
0

接着，请您指出下列哪些选项是引起您痛苦的原因？并在该项目前打"√"。

实际问题
- □无时间精力照顾孩子/老人
- □无时间精力做家务
- □经济问题
- □交通出行
- □工作/上学
- □周围环境

交往问题
- □与孩子/老人相处
- □与伴侣相处
- □与亲友相处
- □与医护人员相处

情绪问题
- □抑郁
- □恐惧
- □孤独
- □紧张
- □悲伤
- □担忧
- □对日常活动丧失兴趣
- □睡眠问题
- □记忆力下降/注意力不集中

身体问题
- □外表/形体
- □洗澡/穿衣
- □呼吸
- □排尿改变
- □便秘
- □腹泻
- □进食
- □疲乏
- □水肿
- □发烧
- □头晕
- □消化不良
- □口腔疼痛
- □恶心
- □鼻子干燥/充血
- □疼痛
- □性
- □皮肤干燥
- □手/脚麻木
- □身体活动受限制

信仰/宗教问题
- □信仰/宗教问题

其他问题： _____

9条目患者健康问卷(9-item patients health questionnaire,PHQ-9)(表4-11)是根据美国《精神障碍诊断与统计手册(第4版)》有关抑郁症状的条目设计的含9个条目的自评量表,其中条目"有不如死掉或用某种方式伤害自己的念头"可以用于对患者自杀观念的筛查。自杀筛查和评估是发现患者自杀观念最直接的方式,有助于降低患者自杀的可能性和带来的后续负面影响。

表4-11 9条目患者健康问卷

根据下面9个问题回答,在符合您的选项数字上打"√"

序号	在过去的两周内,以下情况烦扰您有多频繁?	评分			
		完全不会	好几天	一半以上的天数	几乎每天
1	做事时提不起劲或没有兴趣	0	1	2	3
2	感到心情低落,沮丧或者绝望	0	1	2	3
3	入睡困难,睡不安稳或睡眠过多	0	1	2	3
4	感觉疲倦或者没有活力	0	1	2	3
5	食欲不振或吃太多	0	1	2	3
6	觉得自己很糟或觉得自己很失败,或让自己或家人失望	0	1	2	3
7	对事情专注有困难,例如阅读报纸或看电视	0	1	2	3
8	动作或说话速度缓慢到别人已经察觉,或正好相反——烦躁或坐立不安,动来动去的情况更胜于平常	0	1	2	3
9	有不如死掉或用某种方式伤害自己的念头	0	1	2	3
总分:=(+ +)		0			

心理评估的最终目的和意义就是在评估后进行相应的支持性干预与管理。

(二)癌痛患者的心理干预

1.接受式音乐治疗

(1)接受式音乐治疗概述。音乐治疗分为接受式、再创造式、即兴演奏式和创作式四大类。接受式音乐治疗是以聆听音乐为手段,使人们对美好的音乐产生反应,从而起到治疗作用的心理治疗方法。接受式音乐治疗不需要来访者接受任何音乐培训或具有音乐知识,只需具有基本的注意力集中能力和接受音乐的能力。

(2)接受式音乐治疗的原理。音乐是人的内部体验的一种表达。回顾早期人类的音乐发展历史可以发现,早期人类大量地从事音乐活动。人类在音乐活动中不断地体验音乐的美,从而增加对生命力的积极体验,增强对痛苦、恐惧、压力和疾病的应对能力,增强人类的生命力。

聆听音乐会激活人的副交感神经系统,产生一种伴随着放松、生理唤醒水平降低和审美性的类情绪体验,这是对生命存在本身的一种良好的、愉悦的积极体验。对音乐治疗的研究还发现,聆听音乐时,人的脑垂体会分泌出一种被称为"内啡肽"的类吗啡生物化学合成物激素,它能与吗啡受体结合,跟吗啡、鸦片剂一样有镇痛和致欣快感作用,其活性是吗啡的 5~10 倍,是天然的镇痛剂。根据疼痛的阀门理论,如果人的注意力集中在一些积极的事物(例如与人交谈、音乐、电视等)上而不是疼痛本身,人的疼痛感就会降低。音乐是一种富有变化,包含有巨大信息量的刺激信号。音乐悦耳动听,为大多数人喜爱,具有强大的吸引注意力的功能。一旦音乐信号进入人的听觉系统,就会与疼痛信号竞争神经通道的空间,竞争的结果就是音乐信号会占据一部分神经通道的空间,疼痛信号上传减少,疼痛感减轻。音乐也被称为"听觉镇痛剂"。国内外绝大多数研究报告都证实了音乐确实有明显的镇痛作用。

音乐可以促进人体放松,减少紧张、焦虑,进而缓解疼痛感;可以对医院里各种可能引发患者不良心理反应的噪声(如呻吟声、抱怨声、医疗设备的声音)起到很好的屏蔽作用;同时能明显地改善医院住院环境,营造轻松愉快的气氛。这些都可以改善患者的疼痛体验。

(3)接受式音乐治疗应用。音乐治疗最基本的原则是同步原则,即音乐治疗中使用的音乐应该与来访者的情绪状态一致,这样才能与音乐产生共鸣,进而促使情绪的宣泄。来访者在受到疼痛刺激困扰的情况下,其生理唤醒水平(包括脉搏、呼吸、血压、肌张力等)会在一个较高的水平上,因此应该选择来访者最喜欢的歌曲或音乐,音乐风格以热烈、欢快和有力为宜。音乐播放时间的长短根据来访者的需要,可长可短,在不影响来访者睡眠的情况下,甚至可以24小时连续播放。

播放音乐的设备虽无限制,但是建议使用耳机、耳塞或小型播放设备,如MP3、MP4,而不是使用音箱和所谓的"发烧音响"设备。这样不会影响其他人休息。使用耳机和耳塞听音乐的时候会产生一种被称为"及颅感"的感受,即听者感到音乐不是从外部传过来的,而是在头颅中;同时可以掩盖周围环境中的噪声,有利于来访者把注意力集中在音乐上。应由来访者自己操控音响设备,自行掌握音量,以达到其感受到的最舒服的音量。

(4)接受式音乐治疗的注意事项。听力障碍患者不采用接受式音乐治疗。

2.放松训练

(1)放松训练概述。放松训练又称"松弛训练",是一种通过训练有意识地控制自身的心理、生理活动,降低唤醒水平、改善机体功能紊乱的心理治疗方法。放松训练是行为治疗中使用最广的技术之一,是在心理学实验的基础上建立和发展起来的咨询和治疗方法。常用的放松训练包括腹式呼吸放松训练、渐进式肌肉放松训练、想象放松训练。想象放松训练属于专注冥想。

(2)放松训练原理。人的生理反应,除了受自主神经系统控制的内脏、内分泌系统的反应不易随意操纵和控制外,骨骼肌的反应则可由人们的意念来操纵。当机体出现疼痛时,产生身体的生理反应的同时伴随着相应的主观体验。放松训练的理论依据是生理反应改变时,主观体验也会随之改变。放松训练即经由人的意识控制骨骼肌使之放松,再间接地使主观体验松弛下来,建立轻松的心情状态。

(3)放松训练应用。进行训练时,由咨询师讲解放松训练的原理和过程,明确患者需主动参与,激发患者改变自我的积极性。根据患者的具体情况选择适合患者的放松训练。

①腹式呼吸放松训练。请患者用一个舒适的姿势半躺在椅子上,一只手放在腹部,一只手放在胸部。注意先呼气,感觉肺部有足够的空间来做后面的深呼吸。然后用鼻子吸气,保持3秒,心里默数"1、2、3",停顿1

秒钟,再把气体缓缓地经嘴巴呼出,可以在心里默数"1、2、3、4、5"。吸气时可以让空气进入腹部,感觉放在腹部的手向上推,而胸部只是在腹部隆起时跟着微微地隆起,要使呼气的时间比吸气时间长。

②渐进式肌肉放松训练。首先,请患者把任何妨碍身体放松的物品取下来,包括眼镜、手表、领带、饰品等。可以把上衣的第一颗扣子解开,稳稳地坐在椅子上,把头和肩都靠到椅背上,胳膊和手放在扶手或自己的腿上,双腿平放在椅子上,双脚平放在地上,脚尖略向外倾。闭上双眼。然后请患者跟着指示做:首先深呼吸3次,然后握紧拳头,注意有什么样的感觉,体会一下感到的紧张状况,保持一会儿后放松,体会一下肌肉放松后的感觉并记住这种感觉,并想象疼痛(不舒服的任何感觉)也随着消失得无影无踪了。依次放松前臂、头面部、肩部、腹部、腿部、足部。

③想象放松训练。请患者找出一个曾经经历过的、给自己带来最愉悦的感觉、有美好回忆的场景,可以是海边、草原、高山、树林等,伴随音乐在治疗师的引导下用多种感官(视觉、听觉、触觉、嗅觉、运动觉)去感觉、回忆。强调身体的放松,更强调精神、心理的放松,体会身体放松后的体验,并记住这种体验。

(4)放松训练的注意事项。疼痛且伴有明显抑郁情绪的患者不能做放松训练。疼痛且伴有精神病史的患者不能做想象放松训练。身体衰弱患者不宜进行肌肉放松训练。听力障碍患者不宜进行想象放松训练。

3.催眠治疗

(1)催眠概述。催眠是一种注意力高度专注的聚焦体验,它使人们在体验的多个水平做出反应,从而有目的地去放大和利用他们个人的资源,且这些个人资源能有目的地指引来访者取得他们的个人治疗目标。

(2)催眠原理。催眠涉及数十个不同领域,例如神经科学、社会心理学、个体心理学和遗传学等,是一个错综复杂的互动过程。从不同的理论视角阐述催眠会产生不同的解释。解离模型认为催眠是一种解离状态,在催眠的条件下,人的不同的认知系统可以自动地运行,彼此之间可以在相当大的程度上保持分离,在催眠师和被催眠者之间加以分配,即被催眠者在保持正常状态所具有的大部分功能的同时将一部分自己的执行功能交给了催眠师。因此在实施催眠的过程中,被催眠者会按照催眠师的暗示去做,体验催眠师所暗示的内容。在有关文献中描述的缓解疼痛的方法都直接或间接地使用解离作为促发催眠性痛觉缺失或感觉缺失的第一步。在疼痛管理中,催眠师会直接或间接地给出暗示,让患者"脱离痛苦"以及"摆脱对于疼痛的判断及想法"。

有关催眠的脑科学研究提示,根据所受到暗示的种类的不同,被催眠者的注意力和反应性甚至会在神经生理水平上有所差异。在催眠状态下,个体自主将注意力聚焦在某一部分的体验之上时,就会同时"无视"其余的体验,即选择性注意,进而出现感觉缺失。不同性质的暗示会诱发不同性质的注意力。选择性注意为疼痛管理提供了可能。

(3)催眠的应用。有众多的研究考察了催眠在疼痛管理方面的益处,相关文献无可争议地表明催眠对于急性疼痛和慢性疼痛都有效。催眠必须由经过严格催眠培训的催眠师操作。

实施催眠的第一步就是对患者进行访谈,具体了解患者对疼痛的主观体验,包括对疼痛详细的感觉描述、评估疼痛水平及体验到的困扰水平、分析患者疼痛所伴随的情绪。催眠师根据访谈的结果和自己的催眠风格、方式制订相应的催眠策略。

常用的缓解疼痛的催眠策略包括直接暗示麻木感和疼痛缓解、隐喻和散点式的暗示、心身和躯体解离、在催眠下疼痛的移置、用于疼痛缓解的混乱技术、失忆、逐渐弱化等。

(4)催眠的注意事项。使用催眠来治疗疼痛是一个复杂、精密的过程,需要由经过专业催眠培训的催眠师操作。疼痛的种类有许多种,每一种疼痛都意味着需要一种不同的医疗风格,也要求使用不同的催眠方法。疼痛是一个多维度的现象,应采用团队合作的工作方式为患者提供全面的治疗,临床催眠是治疗计划中的一部分。

4.正念减压

(1)正念减压概述。"正念"是对当下所发生一切的全部觉察,不进行任何判断取舍,它最早起源于古老的佛教,现在已经成为让任何人都能从中获益的实践方法,对诸多领域产生影响,如医学、心理学、教育学和经济学等。正念属于内观冥想。正念减压(mindfulness-based stress reduction,MBSR)是一种系统化的、以患者为中心的训练方法,以密集的正念冥想训练为核心,旨在引导人们更好地照顾自己,过上更健康和更具适应性的生活。MBSR由美国学者乔恩·卡巴金(Jon Kabat-Zinn)于1979年创立,最初是为慢性疼痛的患者开设,协助患者学习如何与疼痛、疾病、压力共处,帮助其康复。

（2）MBSR原理。神经科学研究显示，人的思维、情感与人体的生理活动过程之间存在内在的联系。当人感受到压力或危险时，体内会产生皮质醇等激素以及肾上腺素、去甲肾上腺素等神经递质，导致免疫系统和其他重要生理系统大量消耗能量，影响免疫、运动、消化、循环及呼吸等系统的生理功能，故情绪和思维是影响疾病的重要因素。大脑不能区分生理和心理危机，所以在任意一种情况下都会导致相同的生理反应。MBSR的关键是激活自我管理系统，促进自身内在的和谐，产生一种内心充满爱、没有恐惧的感受，达到放松状态。正念对当下的觉察不加评判，无论发生什么，都把关注点聚焦于当下。当觉察到自身的失衡，并逐渐了解一些无意识的习惯倾向时，患者就能够做出一些新的选择来促进健康与平衡，并通过这个过程成为一个更积极的参与者，参与到自身健康、幸福，以及任何经历中。无论多么困难或紧张，患者都会更平和地面对。

大量研究表明，正念练习能够使大脑的健康状况发生改变。在对目前研究进行综述的基础上，结合个人观点，丹尼尔·西格尔（Daniel Siegel）博士认为，正念练习能够调动大脑的社交神经网络，来帮助人的内在更加和谐，并使身心更加健康，社会适应性更加良好。人们注意的方式会影响神经的可塑性（可根据经验改变神经间的联结）。正念练习会影响大脑的前额叶区，这个区域具有整合功能，能影响大脑和身体的许多部位，这表明正念对心理弹性、自我调节和健康具有积极影响。

（3）MBSR 的应用步骤如下。

①检查身体里的疼痛和紧张。

疼痛的常见反应就是紧缩疼痛部位和其周围区域，疼痛部位的紧缩会进一步压迫肌肉从而限制血流，可能会引起更多的抽搐和疼痛，甚至会在身体的其他部位也引起有反应，导致广泛的紧张和疼痛。这样不仅会加剧身体上的疼痛，可能开始恶性循环，还导致恐惧、愤怒、悲伤和困扰等情绪的增加。疼痛包括身体感受和心理感受两个部分。

当感到疼痛时，通过正念指导把注意力集中于身体和身体的疼痛感觉上，从而区分身体感受和心理感受，学会把身体里的强烈感觉仅看作身体感觉。举个例子，当后背下有些疼，通过正念的身体觉察，患者发现那种紧缩感向上扩展到了头顶，整个身体的上部都因疼痛而紧缩。保持这种肌肉骨骼的紧张感会进一步加剧疼痛。正念觉察可让人意识到身体正在让哪些部位保持不必要的紧张，有助于使根本没有疼痛的部位放松下来。正念还教导患者如果不能释放紧张，可以练习任疼痛的身体感受起伏，只是观察这种感受，不去干预，学着与疼痛相处，而不是投入精力对抗或者抵制身体感受。

②处理身体痛苦时的情绪。

身体疼痛时，患者经常会产生不良情绪，如愤怒、悲伤、绝望、焦虑以及恐惧等，对不良情绪的对抗会引起更多的疼痛。正念提供了处理这些不良情绪的途径，指导患者去确认这些情绪，并不加审查、毫不抗拒地确认这些情绪，为这些情绪提供存在的心理空间，同时将身体疼痛和心理痛苦区别开来。如此一来，即使不能改变疼痛的身体感觉，也可以通过改变对疼痛的情绪反应来减少痛苦。通过正念练习,患者能学会感受疼痛,并产生更少的心理痛苦。

③活在当下。

身体出现疼痛时,患者不知道疼痛会持续多久,当把它看作一个长期的或者是一生的问题时,会加剧痛苦。正念练习指导患者活在当下,学会和疼痛相处,并形成一种态度:"让我来看看,我此时是否能和疼痛共处。如果疼痛在下一刻出现,那我就在下一刻再处理它吧。"

(4)MBSR的注意事项。正念作为当代心理治疗中最重要的概念和技术之一,是在日常生活中培养非评判性觉察的实践活动,需要在专业治疗师的指导下练习。培养觉察的最好方法就是持续地并尽可能多地练习正念,它需要努力和自律。

5.支持性心理干预

(1)支持性心理干预概述。支持性心理干预是一种间断的或持续进行的治疗性干预,旨在帮助患者处理痛苦情绪,强化自身已存在的优势,促进对疾病的适应性应对。它能在相互尊重与信任的治疗关系中,帮助患者探索自我,适应体象改变和角色转换。

(2)支持性心理干预原理。恶性肿瘤给患者及其家属带来了巨大的心理压力。患者所承受的严重精神打击和痛苦对其预后、生活质量、治疗依从性、医院住院时间和生活自理能力均有负面影响。医护人员因为对患者病情的掌握和知识上的权威性更容易为患者提供心理支持,支持性心理干预让医护人员与患者及其家属形成相互尊重与信任的积极治疗关系,能在肿瘤各个阶段对患者的焦虑、抑郁和痛苦进行有效管理。国外研究总结认为,有可靠的证据基础推荐将支持性心理干预作为一项有效的治疗性心理干预。国内外的研究均显示，支持性心理干预能显著改善肿瘤患者疼痛，提高其生活质量。

（3）支持性心理干预的应用。医护人员应该根据患者的具体情况决定支持性心理干预的方式、时间、地点和频次：可以是面对面的，也可以通过电话和微信等；可以在心理治疗室，也可以在床旁，并根据患者的精力、体力和需求来安排治疗时间和频次。

医护人员应在患者全病程中主动关心患者、了解患者的感受和需求，倾听并给予共情的反应，同时给予患者信息和知识上的支持，详细告知疼痛的相关知识和药物治疗的不良反应及应对方法，减轻其不确定感。亦可通过团体干预的方式为患者提供心理支持，由疼痛患者组成同质性团体，在团体中充分讨论患者遭遇的现实困难，为患者提供疼痛相关的信息及应对策略。在患者最艰难的时期，最应该尝试的是为患者提供情感上的安慰和支持。倾听、探索、不提供不恰当的安慰是干预的基本技能。

在支持性心理干预中，家庭对于患者来说是生命的重要部分。当家人们都真诚地关爱患者，并始终不离不弃地陪伴他们时，很多患者都展现出卓越的毅力、勇气和豁达。他们往往能面对现实，积极主动地配合治疗，与家人相互关心，毫不避讳地讨论痛苦，珍惜与家人在一起的时光。患者对家庭参与疾病治疗过程有着需要和期待，有对家人的爱、理解和安慰的强烈渴望，并会伴随着相应的情绪体验，如感激、歉疚、担忧、失望甚至愤怒。医护人员需要去发掘触动患者心灵的感受，帮助协调家庭成员彼此的应对方式，促进家庭成员之间保持良好的沟通交流。

（4）支持性心理干预的注意事项。国内外研究中均没有证据表明支持性心理干预会给患者造成负面影响。支持性心理干预适用于所有患者的疾病全过程。支持性心理干预的目的在于给予患者支持，不应该让他们觉得有负担和束缚。干预者需要理解肿瘤的诊断、分期、预后、目前的治疗和治疗常见的不良反应，要对干预对象的医疗背景有足够的了解。干预者必须学会足够投入，与患者真诚相处，但也应该把握限度，不能过度投入以致侵扰自己的个人生活。

（三）癌痛患者的心理危机干预

疼痛严重影响生活质量，癌症患者因无法镇痛而产生自杀观念和自杀行为。疼痛伴随的心理障碍是增加癌症自杀率的另一个重要因素。癌痛患者患有精神并发症（焦虑和抑郁症）的概率是没有疼痛的癌症患者的两倍。疼痛影响癌症患者的生活质量和控制能力，干扰患者对家庭和他人支持的接受能力。晚期和疼痛的癌症患者由于可能同时并存多种危险因素如抑郁、谵妄、失去控制、无望，而更倾向于自杀。

1.心理危机干预概述

心理危机是指个体由于突然遭受严重灾害、面临重大生活事件或精神压力，或突然获悉某些噩耗（如被诊断为恶性肿瘤，肿瘤复发、转移），使生活状况发生明显的变化，尤其是威胁到生命和生存，出现了用自己现有的条件和经验难以克服的窘境，以致当事人陷入痛苦、不安状态，常表现出焦虑、抑郁、绝望、麻木不仁，甚至自我放弃的严重心理障碍，并伴有自主神经系统症状和行为异常，是在紧急状态时原有的心理平衡状态被打破而进入的一种失衡状态,可出现认知狭窄、情绪失调、行为异常甚至失控等危机反应。危机干预是短程和紧急的心理治疗,本质上属于支持性心理干预,是为了解决或改善患者的困境而发展起来的,以解决问题为主,一般不涉及患者的人格塑造。

2.心理危机干预的应用

(1)危机干预的目标是防止患者发生过激行为,保障其生命安全。干预者应积极与患者交流沟通,提供适当建议,使患者充分表达、疏泄情绪,促进患者问题的解决;还应调集社会相关资源,提供适当的援助,帮患者渡过危机。

(2)危机干预的原则包括生命安全第一原则、家属参与原则、全程监护原则、团队协作原则。

(3)危机干预的步骤如下。

①评估危机。通过提问了解患者的自杀风险,包括有关自杀的意愿、频度、强度及自杀方法。

②保证患者生命安全。把患者对自己和他人造成生理和心理伤害的可能性降低到最小。人在应激状态下会出现认知狭窄,认死理,想不开,亲友的陪伴是最好的保护。

③强调与患者进行沟通与交流,积极、无条件地接纳患者,协助患者疏泄情绪。人的情绪也有周期性的起伏,在保障安全的前提下,待患者情绪平复后再进行沟通,有助于解决问题。

④提出并验证应对危机的变通方式。大多数患者会认为已经无路可走、无药可救,医护人员要帮助患者了解更多解决问题的方式和途径,充分利用环境资源,采用各种积极应对方式,使用建设性的思维方式,最终确定能现实处理其境遇的适当选择。客观地评价各种

可以变通的应对方式,能够给感到绝望和走投无路的患者以极大的支持。

⑤制订行动计划。在制订行动计划时,要充分考虑到患者的自控能力和自主性,与患者共同制定行动计划以克服其情绪失衡状态。

⑥获得承诺。回顾有关计划和行动方案,并从患者那里得到不伤害自己的诚实、直接的承诺,以便患者坚持实施为其制订的危机干预方案。

3.心理危机干预的注意事项

在心理危机干预中不要评价患者的经历和感受,要让患者知道有人在真正关心他、帮助他,要在危机干预中恰当应用倾听和共情技术。在危机中患者感觉走投无路,异常绝望,干预者应保持独立思考、思路清晰,不认同患者的绝望感,积极主动调动资源帮助患者应对危机,让患者相信有其他解决问题的途径和方法。心理危机干预的最高目标是帮助患者渡过危机,恢复心理健康,将危机转化为成长的机会。

二、癌痛的物理治疗

癌痛的物理治疗是利用各种人工方法或天然物理介质作用于人体,达到减轻或消除癌痛的目的。其作用机制是利用物理因素对抗机体的内在或外在的疼痛刺激,引起机体的各种反应,进而调节生理功能,影响疼痛病理过程,去除或抑制引起疼痛的病因,提高机体非特异性免疫防御功能,促进局部病理过程的好转,从而起到镇痛、解痉、消炎、恢复功能的作用。癌痛的物理治疗具有无创或微创、安全有效、操作简便等优点,但因其作用持续时间短等问题,一般不单独应用于癌痛的镇痛,只作为一种辅助方法。

癌痛物理治疗方法主要有皮肤刺激疗法、经皮神经电刺激疗法和锻炼疗法。

（一）皮肤刺激疗法

皮肤刺激疗法包括皮肤温度刺激镇痛如温热疗法（表面热敷）、冷疗法（冷冻疗法），以及按摩、按压等可以帮助患者松弛、分散注意力而缓解疼痛的方法。

1.温热疗法

利用各种热源为介质，增加皮肤和浅表器官的血流量，以达到治疗的目的。应用于癌痛皮肤浅表热疗的热源有热石蜡、热水、热砂、热空气。此种方法易于掌握，无创伤，患者容易接受。皮肤能耐受55～70℃的较高温度30分钟，强而持久的皮肤热疗可使局部血管扩张，促进血液循环，增强血管通透性，增加损伤组织的氧和营养成分摄入，使单核吞噬细胞系统的吞噬功能活跃，从而产生消炎、镇痛、促进病变组织再生和软化瘢痕等作用。对癌痛患者采用温热疗法，学界目前尚无统一意见，仅将其作为药物治疗的辅助治疗。

禁忌证：局部皮肤破溃/感染、有出血倾向、已接受放疗的组织、器官功能衰竭、皮肤感觉障碍、婴儿。

2.冷疗法

利用低于人体温度的低温物质作用于组织，以达到治疗目的。常用的冷疗法有冷敷、液氮低温。冷疗法使运动和感觉神经受到抑制，神经传导速度减慢，甚至暂时停止功能而产生镇痛效果；使神经递质传递减慢，肌张力降低，肌肉收缩和松弛减慢，因此有解痉的作用。冷敷使皮肤血管收缩，组织温度降低，起到镇痛作用，并因此减轻炎症反应、组织损伤和水肿。冷敷效果较好而且持续镇痛的时间较长。冷敷时使用毛巾包裹冰袋，注意局部反应，以皮肤变白为宜，但不可发生冻伤。

禁忌证：放疗后组织损伤、破溃感染部位、局部血液循环障碍、肢体麻痹、皮肤感觉障碍、婴幼儿、器官衰竭、恶病质。

3.按摩镇痛

根据疼痛的部位，患者可以自己也可以由他人在腰、背及脚进行缓慢、稳定的环形按摩。

4.按压镇痛

通过手腕、手指尖、指节或全手，按压患者疼痛部位或其附近区域10秒钟左右，让患者体会一下有没有镇痛作用，如果镇痛不明显再寻找最佳的压力镇痛点，找到后给予1~2分钟的固定压力，有时缓解疼痛的时间可以达到几分钟甚至几小时。

（二）经皮神经电刺激疗法

1.经皮神经电刺激疗法概述

经皮神经电刺激疗法（transcutaneous electrical nerve stimulation，TENS），也称为"周围神经粗纤维电刺激疗法"，是通过皮肤将特定的低频脉冲电流输入人体以治疗疼痛的电疗方法。它是根据疼痛闸门控制学说发展起来的无损伤性疼痛治疗方法。TENS在欧美国家非常普及，其临床应用已超出了疼痛范围，但仍以治疗疼痛为主，成为不用吃药不用打针解决疼痛的最基础方法。TENS与传统的神经刺激疗法的区别在于，传统的电刺激主要是刺激运动神经纤维，而TENS则是为刺激感觉神经纤维而设计的。

2.TENS的作用机制

（1）闸门控制学说认为TENS是一种兴奋粗神经纤维的刺激，粗神经纤维的兴奋，关闭了疼痛传入的闸门，从而缓解了疼痛症状。电生理实验证明，频率

100 Hz左右,波宽0.1 ms的方波,是兴奋粗神经纤维较适宜的刺激。

(2)内源性吗啡样物质释放假说认为,一定的低频脉冲电流刺激,可能激活了脑内的某些神经元,引起内啡肽释放而产生镇痛效果。

(3)TENS除镇痛外,对局部血液循环也有促进作用,疗后局部皮温上升1.0～2.5℃。

3.TENS的适应证

TENS主要应用于镇痛(急、慢性疼痛)、改善周围血液循环、促进骨折、伤口愈合、治疗心绞痛、改善中枢神经系统疾病的症状、降低痉挛性偏瘫患者的肌张力。TENS在癌痛的治疗中有辅助作用。

4.TENS的设备与治疗方法

(1)电极。大多数使用碳-硅材料电极,可裁剪成不同大小和形状。

(2)电极放置方法。①放于特殊点(触发点)、有关穴位和运动点,这些点是放置电极的有效部位;②放在病灶同节段上,因为电刺激可引起同节段的内啡肽释放而镇痛;③放于颈上神经节(乳突下C_2横突两侧)或使电流通过颅部,均可达到较好的镇痛效果;④2个电极或2组电极的放置方向有并置、对置、近端-远端并置、交叉、"V"字形等。

(3)频率选择。多以患者感到能缓解症状为准,如慢性痛宜用14～60 Hz,术后痛宜用50～150 Hz,疱疹性痛宜用15～180 Hz,周围神经损伤后痛宜用30～120 Hz。一般主张由患者自己选择认为恰当的频率。大多数患者适宜采用刺激频率100 Hz,波宽0.1～0.3 ms。

(4)电流强度。以引起明显的震颤感而不致痛为宜。一般15~30 mA,依患者耐受度而定。

(5)治疗时间。治疗灼性神经痛2~3分钟。其他情况一般为20分钟,亦可长达1小时或数小时。

5.TENS的禁忌证

(1)带有心脏起搏器的患者,特别是按需型起搏器更应注意,因为TENS的电流容易干扰起搏器的步调。

(2)颈动脉窦。

(3)早期妊娠妇女的腰和下腹部。

(4)局部感觉缺失和对电极或电刺激过敏患者。

6.影响TENS疗效的因素

疼痛的部位、感觉是否减退不影响疗效。对精神性(心理性)疼痛的疗效差。电极置于痛点、运动点、扳机点、穴位上的疗效比置于其他位置好。电流强度应逐渐加大至耐受量。对治疗前用镇痛药者疗效差。此外,综合文献报道,安慰性TENS的有效率为25%~35%,给予患者一些能增强安慰治疗效果的因素,也能提高TENS的疗效,如增强患者的信心和动机、现代化的先进治疗环境、与治疗成功的患者交流等。

7.TENS的不良反应

TENS治疗的不良反应很少,有关的报道也不多。有些不良反应是由于操作不当引起的。最多见的不良反应是皮肤刺激反应,这与其他低频电流疗法相似;其次是过敏反应,因患者对电极材料、导电胶甚至电极固定带过敏所致;此外,偶可出现皮肤烧灼,这是由于电极与皮肤接触不良、电流过大,产生电热烧伤。

（三）锻炼疗法

锻炼疗法是利用机体的各种功能练习和体育锻炼来治疗疾病和促进机体康复,对治疗慢性癌痛有一定的作用。恰当地进行身体功能锻炼,可促进组织结构恢复,增强肌肉力量,活动强直的关节,帮助恢复身体的协调与平衡。在可能的情况下应鼓励癌痛患者保持活动,并参与自我护理。锻炼方法包括保健操、医疗体操。注意有骨质破坏或病理性骨折者不宜进行锻炼。

（张玉萍　唐建宁）

第五章　难治性癌痛的治疗策略

近年来,在中国抗癌协会癌症康复与姑息治疗专业委员会的不断推动下,随着癌痛规范化治疗示范病房的创建,WHO"三阶梯"镇痛治疗原则和NCCN成人癌痛指南已逐步被各级医师掌握应用,80%～90%肿瘤患者的疼痛能够得到规范治疗达到缓解。但目前仍有10%～20%肿瘤患者的疼痛仅通过常规的药物治疗达不到满意的缓解,这部分患者的疼痛属于难治性癌痛。目前,国内外对难治性癌痛的定义和诊断标准尚没有达成统一,为规范国内难治性癌痛的诊治,中国抗癌协会癌症康复与姑息治疗专业委员会难治性癌痛学组经过多次讨论和修订,撰写完成了《难治性癌痛专家共识(2017年版)》,填补了我国癌痛治疗的"短板"。

第一节　难治性癌痛的定义和诊断标准

一、难治性癌痛的定义

《难治性癌痛专家共识(2017年版)》将难治性癌痛定义为:由肿瘤本身或肿瘤治疗相关因素导致的中、重度疼痛,经过规范化药物治疗1～2周患者疼痛缓解仍不满意或出现不可耐受的药物不良反应。

二、难治性癌痛的诊断标准

难治性癌痛的诊断需同时满足以下两条标准：

（1）持续性疼痛数字化评分≥4分和（或）爆发痛次数≥3次/天；

（2）遵循相关癌痛治疗指南，单独使用阿片类药物和（或）联合辅助镇痛药物治疗1~2周患者疼痛缓解仍不满意和（或）出现不可耐受的不良反应。

第二节　常见难治性癌痛的类型和治疗原则

一、常见难治性癌痛的类型

常见难治性癌痛主要分为四大类型：癌性神经病理性疼痛、骨转移性癌痛、癌性爆发痛、癌性内脏痛（图5-1）。

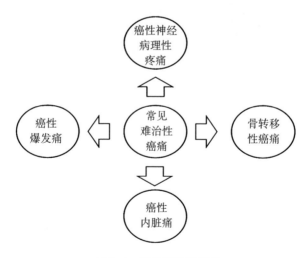

图5-1　常见难治性癌痛

二、常见难治性癌痛的治疗原则

《难治性癌痛专家共识(2017年版)》中,难治性癌痛的治疗原则如下。

1.癌性神经病理性疼痛的治疗原则

癌性神经病理性疼痛的治疗应以阿片类药物为基础,并考虑联合使用辅助镇痛药物,辅助镇痛药物以抗惊厥药和(或)抗抑郁药为首选,必要时可加用NSAID或类固醇激素。对于有微创介入治疗适应证者推荐尽早应用。

2.骨转移性癌痛的治疗原则

治疗骨转移性癌痛应遵循药物治疗联合局部治疗的模式,药物治疗建议以阿片类药物为基础,可联合NSAID、双膦酸盐、地舒单抗、放射性核素等。局部治疗可选择姑息性放疗、微创介入治疗。对于自发性与诱发性骨痛,在遵循以上原则外,应尽量减少诱因。

3.癌性爆发痛的治疗原则

癌性爆发痛的治疗推荐以阿片类药物解救为基础,可联合用药减少爆发痛次数和程度。根据爆发痛的类型进行相应的处理。对于有明确诱因的爆发痛,若病因能去除则以病因治疗为主。对于难以去除病因的诱发性疼痛和自发性疼痛可以适当提高基础镇痛药物用量,并在此基础上临时给予即时镇痛药处理爆发痛。

4.癌性内脏痛的治疗原则

治疗癌性内脏痛在应用阿片类药物的基础上,可考虑联合辅助镇痛药,常以抗抑郁药为首选,并针对病因给予相应的处理。对于药物治疗无效或不良反应限制其应用时,可考虑采用微创介入治疗。

常见难治性癌痛治疗原则结构图见图5-2。

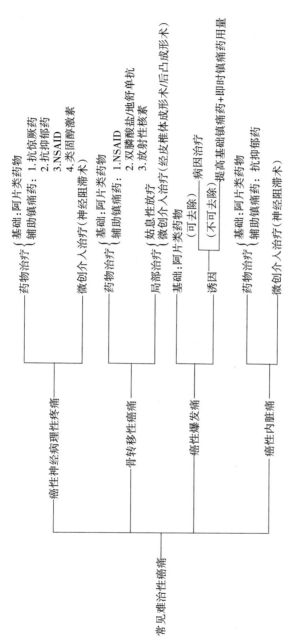

图 5-2 常见难治性癌痛治疗原则结构图

（李鑫 尹序德）

第三节　难治性癌痛患者自控镇痛泵技术

对于难治性癌痛控制不佳的患者,各种指南、专家共识及诊疗规范均认为介入治疗是关键,推荐使用患者自控镇痛(PCA)泵技术。

一、自控镇痛概述

PCA是一种经医护人员根据患者疼痛程度和身体情况,预先设置镇痛药物的剂量,再交由患者"自我管理"的一种疼痛处理技术。患者佩带输注控制装置,当意识到疼痛时,通过控制器将一次镇痛药物注入体内,从而达到镇痛目的。PCA是现代疼痛治疗的较好方法,也是术后疼痛治疗的重要手段,它是一种有效、安全的镇痛方法。

二、自控镇痛适应证

(1)诊断明确的难治性癌痛。

(2)癌痛患者阿片类药物的剂量滴定。

(3)处理频繁发作的爆发痛。

(4)存在吞咽困难或胃肠道功能障碍的癌痛患者。

(5)病情需要减少阿片类药物剂量,降低不良反应。

(6)临终患者的镇痛治疗。

三、自控镇痛药物选择

1.吗啡

吗啡是用药时间最长,也是最常用的标准阿片类药物,是PCA治疗中主要使用的镇痛药物。

2.氢吗啡酮

氢吗啡酮是比吗啡更强效的阿片类药物,是一种纯μ受体激动剂。经口服途径给药,氢吗啡酮的镇痛作用为吗啡的5倍;经静脉途径给药,氢吗啡酮的镇痛作用为吗啡的8.5倍。氢吗啡酮皮下注射的平均生物利用度是静脉注射的78%。推荐对于阿片类药物无法经口服或透皮贴吸收的癌痛患者,以经皮下给予吗啡、氢吗啡酮作为首选的替代途径,在需要大剂量皮下给药时,氢吗啡酮优于吗啡。

3.舒芬太尼

舒芬太尼不仅镇痛作用强,而且毒性作用低,是安全性最高的阿片类药物。

4.芬太尼

芬太尼是一种有效的阿片类镇痛药物,起效迅速,但作用时间短,需要频繁给药,缺乏镇静和稳定情绪的作用。

四、患者自控镇痛的临床分类

PCA按照使用途径,可以分为自控静脉镇痛(PCIA)、自控皮下镇痛(PCSA)、自控硬膜外隙镇痛(PCEA)和自控外周神经镇痛(PCNA),临床根据患者不同的需要采用不同的给药途径。

1.PCIA

PCIA通过中心静脉或外周中心静脉置管快速缓解疼痛,是应用最广泛的途径。PCIA通过静脉途径给药,可以快速起效,维持足够稳定的血药浓度,达到更好的镇痛效果。

适应证:生存期较短的晚期癌痛患者;无法口服镇痛药物的患者;伴有急性疼痛及需要静脉快速滴定镇痛的患者。

禁忌证:全身水肿、末梢和皮下循环不良的患者;不愿意接受 PCA 镇痛的患者;年纪过大或过小缺乏沟通评估能力者;精神异常者。活动受限无法控制按钮为相对禁忌证,必要时候可由医护人员或者家属操作。

2.PCSA

PCSA 包括"患者自控皮下镇痛给药"和"经皮下微量泵持续输注给药",可维持稳定的血药浓度,从而达到持续镇痛的目的。PCSA 突出了皮下途径给药的独特优势和 PCA 的技术特色,推荐作为皮下持续输注镇痛治疗的首选方法。PCSA 给药范围广泛、操作简单、安全有效,对于医护人员、患者、家属更方便。

适应证:口服药物困难者;口服大剂量镇痛药但效果不佳者;口服阿片类药物不良反应多,无法耐受者。

PCSA 穿刺方法与部位:①穿刺方法。选择 24 G 或 26 G 留置针。严格无菌操作,消毒皮肤,留置针皮下穿刺角度<30°,以避免刺入肌层。对于消瘦者可捏起局部皮肤穿刺。妥善固定留置针和输注导管,最好使用透明敷料贴,以便观察,同时记录留置时间。②穿刺部位。全身许多部位均适于穿刺,以局部循环良好,不影响患者的活动、睡眠等部位为佳,常用部位为上臂三角肌下缘及腹部,卧床或活动受限患者还可选择大腿的内侧或外侧。需要避开局部感染、皮下水肿、皮肤破损、皮肤皱褶、乳腺、关节周围皮肤及经过放疗的皮肤等部位。

3.PCEA

PCEA 以疼痛部位为中心选择相应的棘突间隙行

硬膜外隙穿刺术。一般上腹部选择 T_{10}~T_{11}，下腹部及下肢痛选择 L_1~L_2，穿刺成功后，向头或尾端置入硬膜外导管 3 ~ 4 cm，外接针管。镇痛期间应观察镇痛效果及患者血压、脉搏、呼吸等情况。患者硬膜外导管保留 10 ~ 40 天，带管期间，应注意患者硬膜外隙及硬膜外导管的无菌管理，以防感染。相关临床研究显示 PCEA 相对于 PCIA 镇痛效果更佳，但是操作相对于 PCIA 烦琐，因此应用较少。

4.PCNA

PCNA 系经外周神经丛或神经干行 PCA 治疗，主要适用于单侧上肢或下肢痛患者，如臂丛神经阻滞或坐骨神经干阻滞后连接 PCA 装置，可治疗慢性单侧上肢痛、雷诺病或坐骨神经痛以及下肢神经营养障碍性疾病。

五、自控镇痛泵具体使用方法

患者自控镇痛泵，是一种通过医护人员计算镇痛药物用量并设置镇痛泵参数，患者通过疼痛程度，自主控制给药来缓解疼痛的技术。它由两部分组成，包括驱动装置-泵头（包含各种参数设置）和输液装置-药盒。

（一）具体操作流程

1.评估

（1）了解患者病情、年龄、心肺功能。

（2）了解用药方案，泵药目的，药物性质、剂量，医嘱要求，患者过敏史、用药史。

（3）评估患者病情、意识、自理能力及配合程度。

（4）了解静脉导管或皮下留置针的置入日期及维护情况。

2.用物检查

(1)检查所备药品、物品名称及有效期,包装是否完整,有无变质、异味、潮解、沉淀、浑浊等。

(2)用物包括按医嘱准备的药物、便携式输液泵、50 ml注射器、输液贴、纱布、弯盘、消毒液、速干(免洗)手消毒剂、医嘱单、医嘱执行单[或掌上电脑(PDA)]、医疗垃圾桶、可回收污物桶、锐器盒。

3.操作过程

(1)双人核对医嘱,包括床号、姓名、药名、剂量、浓度、给药方法。

(2)妥善放置所需用物。

(3)检查便携式输液泵的质量,旋下加药口保护帽放于纱布上。

(4)一手将便携式输液泵倒置,使填充口朝下,另一手持针筒(乳头朝上),将注射器乳头直接插入便携式输液泵注药口,然后顺时针旋转锁紧,垂直向下用力注入药液,在注入药液至所需容量后,逆时针将注射器从输液泵取下,轻拍泵体,用注射器将便携式输液泵内空气排除(注药口向下,管路向下回抽),确保操作正确无污染,拧去延长管末端保护帽,连接延长管。

(5)再次核对,注明配制时间、签名。

(6)连接机头,开机自检,遵医嘱设置各项参数(包括总量、首次量、间隔时间、持续输液量、自控给药量、锁定时间、极限量),进行排气。

(7)携用物至床边,用两种及以上方法核对患者床号、姓名、住院号及药物信息,协助患者取适当体位,暴露输注部位。洗手,检查静脉导管或皮下留置针情况,再次核对,取下便携式输液泵翼状保护帽,连接到输液接头并旋紧,妥善固定。调好参数,锁屏。

参数设置:首次量(负荷剂量)设置范围为每次 0 ~ 30 ml,持续泵入量(背景流量)设置范围为每小时 0.1 ~ 50.0 ml,自控给药量设置范围为每次 0 ~ 9.9 ml,锁定时间(PCA 间隔时间)如设置为 30 分钟,则表示在 30 分钟内无论患者按压次数多少,仅生效一次。每小时极限输入量=首次量+持续泵入量+1 小时自控给药量。

(二)注意事项

(1)确认便携式输液泵外包装完好和型号合适后再打开,若包装破损或过期严禁使用。

(2)确认药液是否泵入完毕,可采用 2 种方法,一是前后比较称重法,二是打开延长管末端看是否有药液流出。

(3)加药量不能超过便携式输液泵的规格量,要注意稀释的介质、温度、高度等,以免影响其速率,同时避免阳光照射。

(4)泵药过程中,检查各接口处是否连接好,要加强巡视,注意避免导管的打折、弯曲,定期冲洗导管。

(5)做好班班床头交接,交接起始使用时间、预计结束时间。

(6)对于居家患者,告知其正确进行自控镇痛泵的管理,如出现报警现象及时到医院处理。

六、自控镇痛泵应用中的问题及处理

(一)阿片类药物不良反应

无论以何种方法应用阿片类药物,都会有相关的不良反应。因此在 PCA 的使用中,要严格掌握药物的剂量,密切观察患者的用药反应,仔细处理 PCA 应用阿片类药物时发生的不良反应。

1.恶心、呕吐

恶心、呕吐是 PCA 应用阿片类药物时最常见的不良反应,一般程度较轻。治疗 PCA 引起的恶心、呕吐的药物较多,常用的有异丙嗪 25 mg 肌内注射或氟哌利多 0.1～0.2 mg/ml 加入 PCA 药液中,但可能在较大剂量使用时出现过度镇静。此外甲氧氯普胺和 5-HT 抑制剂也有较好效果。注意做好患者的口腔护理,及时清除口腔内的分泌物和呕吐物,避免误吸,同时保持呼吸道通畅。

2.皮肤瘙痒

PCEA 应用吗啡时发生皮肤瘙痒的概率大于 PCIA,使用盐酸氢吗啡酮时其瘙痒的发生率是剂量依赖性的。应评估患者的皮肤情况,做好皮肤护理。皮肤问题主要表现为荨麻疹和痒疹,轻者 1～2 天可自行消退,较重者嘱患者避免抓伤皮肤,遵医嘱给予抗组胺药物,并局部涂搽炉甘石洗剂使症状缓解。

3.深度镇静

满意的 PCA 治疗应该伴有一定程度的镇静,应注意逐渐加深的镇静可能是呼吸抑制的早期表现。

4.呼吸抑制

临床上,明显的呼吸抑制在 PCA 使用中非常少见,有研究显示,与镇静同时发生的呼吸抑制,发生率在 0.2%～0.5%。如患者出现深睡或昏睡,表情淡漠,呼吸浅而慢,每分钟少于 10 次,血氧饱和度(SpO_2)＜90%,应立即停止使用 PCA,并给氧,唤醒患者做深呼吸,病情严重者则需进行辅助呼吸或控制呼吸,同时使用纳洛酮。

5.谵妄

有文献报道,PCA 会导致晚期癌痛患者发生精神异常的风险增高,如发生谵妄,应减少阿片类药物用量或更换阿片类药物种类。

6.尿潴留

自控镇痛泵中的药物会持续作用于脊髓神经,影响膀胱功能。镇痛剂具有镇痛、镇静、兴奋平滑肌等作用,可提高括约肌的张力,降低膀胱膨胀感和膀胱平滑肌功能,易引起尿潴留。可用多种方法诱导患者自行排尿,如流水引导法、冲洗会阴法或者膀胱按摩法,避免膀胱过度充盈,保证患者良好的排尿环境和充足的排尿时间。各种诱导排尿失败后,应留置导尿管,可于第2天定时开放导尿管,每3小时或患者自觉有尿意开放导尿管。拔泵后5小时拔除导尿管,使镇痛药物在体内充分代谢并排出,可以减少尿潴留的发生。

(二)自控镇痛泵常见问题

1.血液短暂反流至导管中

(1)原因分析。自控镇痛泵具蠕动泵的特性,在每次泵动时,会产生强大的动力,但在每次泵动的间隙,在阀片到导管末端,导管内不产生正压,导管内液体静止,此时人体血压高于导管内的压力,就可能会有血液反流,但不会影响使用。此外也有可能是电量不足。

(2)解决方法。输液装置摆放位置略高于人体,如高于人体还无法解决反流现象,可以在导管末端加装单向阀或更换电池。

2.药袋中出现气泡

(1)原因分析。水在静置后会析出气泡,药液注入时间越长,析出气泡的可能性越大,且小气泡析出后可能汇聚成大气泡。

(2)解决方法。先注入生理盐水,后注入药液;使用过程中保持药盒底部稍高于驱动装置;如有大量气泡,用注射器抽出。

3.输液结束后仍有残留药液

(1)原因分析。各种药物水溶性和黏稠度不同,会对延长管上过滤器的滤除率有影响,产生药液残留;在高精度注药泵领域中,国家标准允许的误差范围为±10%。

(2)解决方法。重新设置总量,再运行给液。

4.报警显示堵塞

(1)原因分析。延长管装反导致药液过滤器堵塞过滤器孔;患者通过硬膜外隙给药时,脊柱间隙较紧,压迫管道致设备报警;出水端问题(三通管关闭、管夹未打开)。

(2)解决方法。正确进行延长管安装,消除导管压迫因素,打开三通管及管夹。

(三)患者认知不足,使用不当

PCA对部分患者来说是一种陌生的镇痛模式,教会患者如何使用是取得良好镇痛效果的关键。使用前应正确评估患者疼痛程度,向患者讲解自控镇痛泵的使用知识,自控镇痛泵应标明患者姓名、镇痛药物配制信息,操作过程中严格执行"三查十对"原则,自控镇痛泵使用过程中严禁患者及其他医护人员更改设备参数。

七、自控镇痛的规范管理

1.加强宣教和培训

使用自控镇痛泵前,需与患者和家属沟通,并签署知情同意书;为患者和家属培训该镇痛方法和正确操作仪器的知识;禁止患者和家属自行调整设备的各种参数,应强调只允许患者本人或授权人按压解救剂量的给药按钮,不允许患者的家属、护工等其他人随意按压给药按钮。根据患者及家属不同的文化层次,详细介绍自控镇痛泵术后镇痛效果的确切性和安全性,提高对PCA的认知,让他们清楚自己在镇痛治疗中所起的积极作用(包括如实汇报疼痛情况及自主给药)。

2.监测与疼痛评估

持续输注镇痛药物时,需监测患者基本生命体征,包括血压、心率、体温、呼吸频率、血氧饱和度。根据患者的疼痛程度、应用镇痛药物的剂量确定监测时间,定时、动态和全面评估镇痛效果,尤其在应用初期和剂量调整时,需要密切监测与评估,建议住院治疗。

3.加强疼痛护理

自控镇痛泵的护理重点是注意观察设备是否有效的工作,加强巡视,正确评估患者的疼痛情况,以保证良好的镇痛效果。

4.加强随访管理

应由专人专职完成全部PCA的随访管理工作,主动有计划和预见性地保障有效镇痛。注意观察疼痛情况,倾听患者的主诉,及时调整给药量,处理镇痛药的不良反应,提高患者的舒适度。

5.成立疼痛控制管理团队

医生应将个性化PCA方案确定下来,在此过程中严格依据患者的实际特点,同时加强PCA期间的随访。在PCA管理中,临床护士占主体地位,应该动态评估患者的病情及疼痛状况,对PCA应用情况进行评价,及时发现不良反应并第一时间向临床医生汇报,协助处理,从而使PCA管理质量及安全性得到切实有效的保证。应保证全病区PCA管理规范和制度健全,将病区PCA实施档案建立起来,将PCA治疗专用登记表制订出来。应该将患者性别、年龄、体重、麻醉方式、镇痛途径、镇痛时间、并发症等观察项目记录在PCA治疗专用登记表中,分析并持续改进镇痛质量。

早期规范化镇痛管理能降低难治性癌痛的发生率。临床上大部分的难治性癌痛患者需早期进行微创介入治疗来有效缓解疼痛。PCA因其创伤小、药物起效迅速、血药浓度稳定、最大化按需给药的特点,易被患者接受,是难治性癌痛的有效治疗措施之一。PCA作为传统药物镇痛的补充措施,用于癌痛患者阿片类药物的剂量滴定,频繁爆发痛的控制,吞咽困难、胃肠道功能障碍以及临终患者的持续镇痛治疗等,能够持续、有效地消除或缓解疼痛,最大限度提高患者生活质量,降低药物的不良反应,将疼痛及治疗带来的心理负担降至最低,现已广泛用于临床治疗。PCA由于并发症少,监测、管理与护理相对简便,患者的依从性好、安全性高,非常适合于姑息治疗中和居家患者的疼痛与症状控制,值得进一步推广应用。

(谢沛希)

第四节 难治性癌痛的微创介入治疗

1986年WHO推荐"三阶梯"治疗原则治疗癌痛,但有效镇痛率只有45%～100%,常合并恶心、呕吐、便秘等不良反应,且对于难治性癌痛患者,通常无法通过单纯的"三阶梯"疗法获得满意的镇痛效果。随着多模式镇痛的发展,以微创介入为主要手段的"第四阶梯"镇痛方式逐渐应用于难治性癌痛患者,即介入治疗、持续输注泵系统和神经调制法等。既往癌痛的介入治疗更多使用外科神经切断术，或根据体表解剖部位行神经阻滞或毁损，阻滞疼痛冲动传导，以治疗难治性癌痛。近年来，随着影像学技术的发展，影像引导下神经阻滞、神经毁损发展越来越成熟，此方法更加精准、并发症少，越来越得到临床的重视。

需要指出的是，癌痛的治疗通常采用毁损技术。神经阻滞只适用于诊断性治疗，不建议长期、反复使用。

癌痛治疗的进展尤其是"第四阶梯"疗法的出现是令人欣慰的，介入治疗延长了癌症患者的生存期，减少了阿片类药物带来的过度镇静、呼吸和循环抑制等不良反应，让肿瘤终末期患者能够在家人陪伴下较平静地度过人生中最后的时光。

一、超声引导下神经阻滞治疗

超声引导下神经阻滞治疗癌痛是近年来发展较为成熟的技术，是在实时超声引导下，将穿刺针尖精准定位在神经阻滞的部位，如神经干、丛、节的周围或内部注射局麻药，使神经所支配的区域产生麻醉作用。神经阻滞只需注射一处，即可获得较大的麻醉区域，可以作为"三阶梯"疗法的有力的补充，也可以单独使用。

1.适应证

（1）口服或注射药物无效或不能耐受药物不良反应的癌痛患者；放、化疗所致的神经或血管性疼痛等；生存期短的晚期癌痛患者。

（2）头面、颈胸和上肢的疼痛。可用星状神经节、颈丛神经或臂丛神经阻滞。

(3)胸腹部疼痛。可用椎旁神经、肋间神经或腹横肌平面神经阻滞。

(4)腹部内脏性疼痛。可用腹腔神经丛阻滞。

(5)会阴部疼痛。可用奇神经节阻滞。

(6)下肢疼痛。可用腰丛、股神经、坐骨神经、闭孔神经阻滞。

2.禁忌证

(1)患者拒绝。

(2)凝血障碍。

(3)穿刺区域有感染。

(4)无安全的穿刺路径。

(5)靶目标显示不清。

(6)神经功能障碍。

(7)合并其他严重的疾病(相对禁忌)。

3.超声引导方法

(1)平面内法。穿刺针与超声纵切面同一平面进入,可以实时观察穿刺针路径及针尖位置,显著降低了神经血管损伤的风险,角度越小,针尖显示越清晰。

(2)平面外法。穿刺针垂直于超声短轴平面进针,成像为一个有后方声影的强回声结构,图像显示的不一定是针尖。优点是穿刺路径短。

4.神经超声图像

不同位置的神经有不同的超声表现,依赖于它的形状和声学特性进行判断。神经的外膜、神经束膜、神经内膜表现为强回声,神经束呈线样低回声,纵切面呈条状强回声和低回声相间,与肌腱回声类似,横断面呈筛网状。神经丛由神经节及神经纤维组成,神经节可为圆形、椭圆形或三角形。

5.仪器和材料

（1）大型、便携式、掌上彩色多普勒超声仪器，配有高频、低频探头均可。

（2）穿刺包、不同型号穿刺针、探头套等。

（3）不同类型的麻醉药，如利多卡因、罗哌卡因等，根据需要选用。

（4）生理盐水。

（5）糖皮质激素，如曲安奈德、复方倍他米松等。

（6）酒精。

（7）消融仪和消融针等。

6.操作步骤

（1）评估疼痛原因。是否可行神经阻滞，是否有禁忌证等。

（2）评估穿刺路径。能否避开穿刺路径上的神经、血管等。

（3）知情同意。和患者、家属充分沟通，使其对风险及疗效有正确认识。

（4）术前准备用品。穿刺包及超声探头套。

（5）术中操作。局麻后，超声引导下穿刺针精准达到阻滞的神经旁或神经丛内，缓慢注射药物，观察药物的弥散。

（6）术后措施。评估疗效，随访观察。

7.常用的超声引导下神经阻滞

（1）超声引导下腹腔神经丛阻滞（图5-3）。胰腺癌、肝癌或其他上腹部晚期肿瘤可引起顽固性上腹疼痛，给患者带来极大痛苦。哌替啶等强镇痛药物长时间使用往往剂量越用越大，效果越来越差。腹腔神经丛是人体最大的内脏神经丛，由腹腔神经节、终止于该节的内脏大神经、神经节发出的纤维和迷走神经后干的腹腔支共同组成,主要位于腹腔干和肠系膜上动脉的根部、腹主动脉上段前方,其支配肝脏、胆囊、胆道、胰腺、脾脏、肾上腺、肾脏等腹腔脏器。对腹腔神经丛进行阻滞或毁损可以中断传导疼痛的神经向脊髓相应节段投射,缓解疼痛。自1919年Kappis首次提出腹腔神经丛阻滞以来,它已被广泛应用于腹部内脏疼痛的治疗。

腹腔神经丛阻滞常用的方法:CT引导下腹腔神经丛阻滞;内镜引导下腹腔神经丛阻滞;超声引导下腹腔神经丛阻滞。

超声引导下可通过肝或胃精准引导穿刺针到腹腔干周围的腹腔神经丛,注射类固醇或麻醉药进行阻滞。根据不同患者病情,疼痛缓解程度不同。

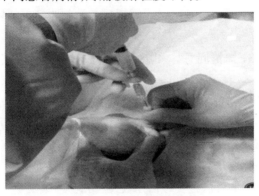

图5-3 超声引导下腹腔神经丛阻滞

(2)超声引导下星状神经节阻滞(图5-4)。1883年Liverpool和Alexander结扎椎动脉治疗癌症时,误伤了交感神经,却取得疼痛明显减轻的效果。星状神经节是颈部交感神经节之一,通过调节丘脑的维护内环境稳定的功能而使机体的自主神经功能、内分泌功能和免疫功能保持正常。阻滞星状神经节抑制了阻滞部位的节前和节后纤维的功能,使该区域的交感神经纤维支配的心血管运动、腺体分泌、肌肉紧张、支气管收缩及痛觉传导也受到抑制,可用来治疗头颈部、上肢、肩部癌痛等。

星状神经节位于颈部血管鞘的后方,C_7横突基底部和第一肋骨颈之间的前方,椎动脉的后方,斜角肌群的内侧,肺尖的上方,被疏松的蜂窝组织和脂肪组织所包裹。

超声引导下穿刺针准确到达星状神经节后,注射药物,患者出现霍纳综合征,即瞳孔缩小、眼睑下垂、眼球下陷、鼻塞、眼结膜充血、面微红、无汗、温暖感等,证实阻滞成功。该方法可以重复使用。

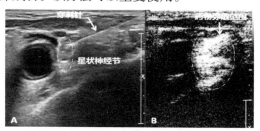

图5-4　超声引导下星状神经节阻滞

(3)超声引导下区域神经阻滞(上下肢神经、肋间神经、椎旁阻滞等)(图5-5)。超声引导下区域神经阻滞可作为癌痛治疗的补充,也可以单独应用实施。包括臂丛神经阻滞、腰骶丛神经阻滞、股神经阻滞等。

超声探头放在神经的解剖部位后,通过纵切面和横断面寻找目标神经,清晰显示后,将药物注射在神经的周围,患者会立即感到疼痛减轻。如果使用单次阻滞,应当选用长效局麻药,并辅以非阿片类镇痛药(如布洛芬、双氯芬酸、安乃近)。

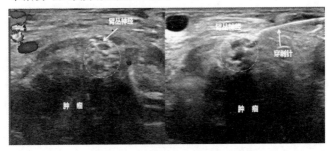

图5-5　超声引导下区域神经阻滞

二、神经毁损治疗

神经毁损治疗是在神经或神经丛附近穿刺或置管,注射破坏性化学药物,或利用低温(冷冻疗法)、热能(射频或激光切除)等物理方法,破坏神经达到阻断疼痛传导通路的效果。

近年来,难治性癌痛的治疗有了多方面的进展,如癌痛的规范化"三阶梯"治疗方案的推广、口服阿片类药物剂型的改进、静脉或皮下给药方式的优化、椎管内镇痛和脊髓镇痛技术的应用等,现在需要神经毁损治疗的病例已减少。

美国麻醉医师协会(ASA)慢性疼痛小组推荐,当其他手段无法提供充分镇痛时,可使用化学的(苯酚或乙醇)或物理的(射频或冷冻)神经毁损方法(表5-1)。然而,现实的情况是,没有一种神经毁损的作用是真正永久性的,许多神经毁损只能持续几天到几个月,过后疼痛将复发,必须进行重复性毁损。由于神经再生带来了神经瘤和神经性疼痛的可能,使重复性毁损无效,所以许多疼痛专家不愿为那些有长期生存期的患者行神经毁损,本法常用于肿瘤终末期患者。

表5-1 常见神经毁损治疗的方法

毁损方法	毁损特点
化学药物毁损	50% ~ 100% 乙醇,6% ~ 12% 苯酚,6% 铵盐,50%甘油,阿霉素和丝裂霉素溶液,10%高渗盐类等。苯酚和乙醇是最常用的化学性神经毁损剂。这两种制剂都能使神经产生大面积破坏从而阻断疼痛的传导
射频神经毁损	通过加热针状探头周围的小块组织来热凝毁损神经。射频探头形成的损伤较局限,边缘清楚,与化学性神经毁损相比,病灶的大小和形状都更好控制,因而降低了破坏邻近组织的可能性
冷冻神经毁损	产生的是一种不完全的破坏,治疗效果与射频相当,但冷冻探针的大小(直径大于3 mm)可能限制其应用范围。冷冻神经毁损的作用时效较短,一般是几周至几个月

激光也可用于破坏神经,但其损伤的范围和速度很难确定,与组织的一些参数有关(如血流和导热性),而且缺少温度监测,故其效果难以确定。

神经毁损治疗所产生的神经损伤并不是永久性的。神经再生把这种镇痛方法的效果限制在几周至几个月。神经破坏后会导致运动、感觉和自主神经功能紊乱,所以临床医生应尽早与患者沟通,争取得到患者的充分理解。在进行神经毁损前一般应该预先用局麻药进行测试,一方面确认镇痛效果是否显著,另一方面让患者确认是否能接受因神经毁损所带来的功能缺失。基于以上的原因,神经毁损只限于用在以其他方法无法缓解疼痛的患者。另外,有些毁损的神经周围有许多重要的器官及组织,为了保障治疗安全、准确并避免一些不必要的损伤,神经毁损一般需要具有丰富经验的临床医生进行操作,而且尽可能在影像学技术(X线、CT、超声)监视下进行操作。整个治疗过程都必须进行严格无菌操作,操作期间及之后都要进行呼吸及循环功能的监护以防止并发症出现。

(一)化学药物神经毁损

1.乙醇

(1)作用机制。乙醇的神经破坏作用是通过脱水,萃出胆固醇、磷脂、脑苷脂和黏蛋白。此过程作用在神经节和髓鞘上,产生脱髓鞘及并发的填充恶化(沃勒变性)。组织病理学检查时,在后柱、背外侧束和背根可见到片状脱髓鞘区。沃勒变性随后扩散至背角,因此,大量注射药物可导致硬膜炎性改变和脊髓破坏。

(2)乙醇浓度的选择。乙醇是一种强效神经破坏剂,可用于神经节及周围神经毁损,在治疗癌痛和三叉神经痛等顽固性疼痛时可选用。根据感觉和运动相分离的特性,可使用不同浓度的乙醇(表5-2)。能产生满意的效果且不引起局部麻痹或瘫痪的乙醇最低浓度为30%。50%~100%的乙醇可产生不完全暂时性、进行性的或持久的运动麻痹。大多数意见认为,95%的乙醇可阻断交感神经和混合神经的感觉和运动成分。乙醇阻滞后的镇痛效果持续6~18个月,伴随的触、温觉及运动障碍持续2~6个月。将乙醇注入神经节内,神经细胞坏死后不能再生,可达到永久性镇痛。乙醇引起的神经毁损达峰时间约为1周。

表5-2 不同毁损部位的乙醇浓度选择

毁损部位	乙醇浓度
腹腔神经丛毁损	50%~100%乙醇
交感神经节毁损	50%~100%乙醇
神经根毁损	30%~100%乙醇
末梢神经毁损	50%乙醇
脑垂体毁损	无水乙醇

（3）不良反应。Pizzolato等发现在神经内或神经周围注射95%~100%乙醇，可以产生四种程度的组织损伤，包括以广泛的嗜酸性染色为特征的凝血性坏死、完全性轴突缺失、髓鞘变性和出现郎飞结及施万细胞结节。Adriani报告注射乙醇常引起局部疼痛，还可以引起恶心、呕吐，大约15%的患者发生注射后神经炎。注射后神经炎与注射部位及乙醇剂量有关，但注射乙醇的神经炎发生率远远高于其他神经破坏药。乙醇可引起神经元的磷脂、胆固醇及糖脂脱水，并造成脂蛋白和黏蛋白的凝固。乙醇毁损后产生的神经纤维变性，经过数月后可以再生，疼痛可以复发。乙醇毁损腹腔神经丛后，其血浆浓度在21~54 mg/dl的范围。尽管都低于导致全身乙醇中毒的浓度，但在同时应用镇静或中枢神经系统抑制药物时应加以注意。

2.苯酚

（1）作用机制。苯酚既是灭菌剂、硬化剂，又是镇痛剂。因其具有镇痛作用，故在注射时几乎无痛。临床治疗疼痛时，常将苯酚溶于甘油内，制成不同浓度的苯酚甘油。苯酚可产生蛋白质变性作用，阻断神经的电生理传导，作用强于乙醇。1%~2%苯酚溶液具有局部麻醉作用,3% ~ 6%苯酚溶液有较强的选择性神经破坏作用。5%苯酚溶液可使组织蛋白凝固。对晚期肿瘤患者蛛网膜下腔注射苯酚后的组织学研究显示:后根神经纤维产生脱髓鞘作用和退行性改变,脊髓后柱亦呈退行性变化;脑脊液压力升高,白细胞与白蛋白稍增加,10日左右恢复正常;后根的轴突亦出现变性,靠近注射点的背根神经节呈中度肿胀和染色质溶解。苯酚主要作用于神经根,而不是脊髓,尤其是后根变化明显,这可阻滞感觉传导,对运动功能影响较少。所用苯酚剂量过大或浓度过高时可能出现神经根的大面积变性及脊髓受损,从而导致运动麻痹与截瘫。

(2)不同毁损部位苯酚制剂选择见表5-3。

表5-3　不同毁损部位苯酚制剂选择

毁损部位	苯酚制剂
交感神经节毁损	10%苯酚甘油溶液或7%苯酚水溶液
神经根毁损	7%苯酚水溶液或苯酚甘油溶液
末梢神经毁损	5%苯酚甘油溶液或3% ~ 5%苯酚水溶液

(3)应用现状。苯酚交感神经毁损被公认为是治疗进展性血管性疾病、雷诺病和多汗症的有效手段。苯酚对于术后疼痛、创伤后持续疼痛、带状疱疹后遗神经痛同样有效。在一项对3 485例患者行肋间神经毁损的研究中,尚无神经并发症的报道。当外科方法治疗神经瘤疼痛失败时,苯酚神经毁损被推荐为可供选择的手段。在治疗过程中可能需多次注射苯酚。在一项对42名重度非恶性疼痛患者的研究中发现,只有11例患者(26%)在接受单次苯酚注射后疼痛得到满意的

缓解,而其他患者均需接受多次注射治疗,直至 VAS 得分≤3 分。乙醇也可用于神经毁损治疗,但 Weksler 等人更倾向于使用苯酚,因为两种药物效能相同,但乙醇可引起注射部位剧烈的烧灼痛。

(4)不良反应。苯酚神经毁损术也存在风险。当苯酚被注射于运动神经周围时,可造成麻痹无力,也可引起全身性并发症,如恶心、呕吐、中枢神经系统激惹、心血管抑制和心律失常等。当苯酚的剂量小于 100 mg时,并不导致严重的全身性不良反应。因此,在进行这项治疗前应选择适当的患者,并且在影像学技术引导下充分确定注射的位置。有报道称行苯酚神经毁损术后神经分布区域出现化学性神经炎和严重的烧灼痛。苯酚可以从椎旁经椎间孔扩散至硬膜外隙,然后进入脑脊液引起持续性截瘫。因此,行椎旁神经阻滞或肋间神经阻滞时应当特别注意。

3.阿霉素

(1)作用机制。阿霉素是一种蒽环类抗肿瘤药物,动物模型中显示其通过逆向的轴质运输而在感觉神经元之间传递。阿霉素产生镇痛效果的具体机制现在还不清楚。近年研究发现,阿霉素同其他一些神经毒素一样,对神经组织有亲和性,当作用于周围感觉神经末梢时,能借助轴质流逆行至感觉神经元胞体,使感觉神经元发生永久性毁损。另外一个可能的机制是 P 物质合成的下降。在神经病理性疼痛的兔模型中,鞘内注射阿霉素后,P 物质合成下降,结果使其痛觉超敏明显减少。此种治疗方法的风险是可能会因为去传入作用而在"神经消融"后诱发痛觉超敏。

(2)应用现状。阿霉素神经毁损治疗三叉神经痛、带状疱疹后遗神经痛国内已有较多报道。相对于其他化学药物,5%阿霉素对大鼠运动神经功能的影响较小,提示其更适合作为神经毁损药物。近期也有研究报道了背根神经节射频复合阿霉素应用于晚期癌痛的治疗。总之,阿霉素目前国内的应用还不多,尚需更多的研究支持。目前,国内已有多家医院疼痛科建立了关于阿霉素疼痛治疗的相关数据库,希望在不远的将来能获得巨大的成果。

(二)物理神经毁损

物理神经毁损是指运用物理学方法(如热凝、冷冻和压迫等)阻断疼痛信号传导而实现较长时间缓解疼痛的一类治疗方法。物理毁损相对于化学毁损,作用范围更易于控制,也更准确和安全。物理神经毁损的适应证:疼痛区域的神经分布明确、疼痛程度严重、长期服用较大剂量药物治疗但疼痛控制不满意或不良反应不能耐受的患者,外科手术后复发或化学阻滞治疗后复发的患者。

1.热凝法的治疗原理

目前,热凝法镇痛主要是采用射频、微波、激光等方式作用于神经节、根、干等部位,使蛋白质凝固变性,阻滞神经冲动的传导从而发挥镇痛作用。热凝过程还可以使神经组织释放内啡肽,从而阻止疼痛信号的传递。在各种热凝镇痛过程中,神经损伤的范围及程度取决于加热的程度、方式、部位及持续时间。人体内存在两类不同直径的周围感觉神经纤维,第一类是有髓鞘的 Aδ 纤维和无髓鞘的 C 纤维,对热的耐受性差,当温度高于60℃时易受破坏;第二类是 Aβ 纤维,对热耐受性较强,即使温度为 75～80℃仍能保持其传导功能。

射频热凝毁损术的机制是利用磁场发出高频率射

频电流,使磁场覆盖的预定靶点组织内分子运动摩擦生热,当将神经组织局部加热至70～75℃时,组织内形成一定范围的蛋白凝固灶,影响痛觉信号的传导,传导痛、温觉的Aδ和C纤维遭破坏,而传导触觉的Aβ纤维功能保留,即既能缓解疼痛又能保留触觉。同时,热作用使局部血流增加,代谢加快,从而有效减少局部的炎性介质及其他致痛物质。

射频热凝毁损术目前常采用脉冲和连续两种方式。Podhajsky等人采用射频技术,对大鼠背根神经节及坐骨神经进行了神经病理学研究,表明无论是采用何种方式,将神经组织加热到40℃时,没有明显的病理学变化产生,但存在亚临床变化,包括由血神经屏障功能改变引起的神经内膜水肿、纤维原细胞的活化和胶原沉淀的产生。7天后坐骨神经组织恢复正常,20天后背根神经节组织恢复正常。将神经组织加热到80℃时,则会产生不可逆的热损伤,典型的特征表现为神经纤维沃勒变性。

2.冷冻法的治疗原理

解释冷冻缓解疼痛机制的学说中最流行的为冰晶学说,它认为细胞内外冰晶的增长会在神经组织中产生一系列生化及物理变化,从而增强了细胞内外物质的流动强度,破坏了细胞蛋白。水分快速流失使细胞膜损坏,并导致髓鞘和施万细胞发生物理性损坏。此外,相关血管的破坏则使血浆和细胞外流体溢出到神经内膜。沃勒变性与神经轴突内流体压力的升高密切相关,由此导致轴突和髓鞘从冻结末梢点到神经末端逐步退化。

神经损伤的程度取决于冷冻的程度、部位及持续时间。神经损伤的病理变化一般可分为如下五级。

①一级神经损伤,阻断神经功能大约2周。②二级神经损伤,轴突与髓鞘均被破坏,镇痛可达数月。该类损伤中,轴突虽然被损坏,但神经内膜、神经束膜、神经外膜等纤维结构均得以保存。③三至五级神经损伤,此种情况下,镇痛持续时间更长,但神经组织与基质组织均遭到破坏。神经纤维的破坏会导致神经瘤的形成及神经炎发生,后续并发症所引起的疼痛可能比最初的疼痛更加强烈。五级神经损伤一般是不可逆的,神经无再生可能。

（三）不同部位神经毁损

治疗顽固性癌痛所使用的神经毁损治疗方法主要有周围神经毁损、神经根毁损、蛛网膜下腔毁损、交感神经节毁损、腹腔神经丛毁损、脑垂体毁损、神经外科手术毁损等方法,基本上可满足顽固性癌痛患者的镇痛需求。在行神经毁损治疗之前应进行彻底的辅助检查,包括各项实验室检查和影像学检查。活动性感染、置管部位的肿瘤、凝血功能障碍或伴随的抗凝治疗是神经毁损治疗的相对禁忌证。临床上应在准确评估的基础上,选择好适应证和治疗方法。

1.周围神经毁损

癌痛较局限,应用药物治疗效果不佳时,使用不同浓度的苯酚、乙醇、阿霉素毁损周围神经。常用的周围神经毁损包括上颌神经、下颌神经、耳颞神经、枕大神经、肩胛上神经、股神经、闭孔神经、坐骨神经和腓神经等。在局麻药试验性阻滞后,确定部位及阻滞的范围,给予适当剂量的神经破坏性药物,周围神经支配区域可获得长时间的疼痛缓解。

2.神经根毁损

注射药物的部位主要在颈、胸、腰椎的椎间孔附近。多在 X 线透视或 CT 引导下穿刺并造影,确认椎间孔位置,进行局麻药试验性阻滞,确认无异常情况,再注入药液。在椎旁注射的药物,可经椎间孔进入硬膜外隙,一个点注药可能同时毁损同侧 3~5 条神经根;注射的剂量可根据之前给予局麻药的阻滞范围来决定。部分患者在颈或腰神经毁损后出现肢体乏力、活动不灵活及麻木。最近,有临床医生用射频热凝毁损替代注射化学药物,能达到更精确地选择需要毁损的神经而且减少并发症的效果。

双侧疼痛时一般是先进行一侧毁损,2 日后待毁损平面固定、病情稳定后再毁损对侧。若需两侧同时毁损,在穿刺成功后,可将患者置于俯卧位,使疼痛节段处于最高点,注入的药物便散布到两侧的后根。

3. 腹腔神经丛毁损

目前在癌痛治疗中对腹腔神经丛进行毁损的方法主要有化学药物毁损和热凝,由于射频热凝电极针形成的损伤范围较局限,产生的效果没有化学药物神经毁损理想。腹腔神经丛毁损适用于上腹部内脏癌痛、慢性胰腺炎、原因不明的内脏神经痛。对年老体弱的晚期肿瘤者,腹腔神经丛毁损的效果优于外科手术。腹腔神经丛化学药物毁损主要是于腹腔神经丛注射乙醇治疗,这种方法对腹部肿瘤引起的疼痛,特别是胰腺癌疼痛非常有效,60%~85% 的患者可获得彻底缓解。腹腔神经丛毁损一般需在 X 线、CT 或 B 超引导下进行,CT 引导下更能精确判定针尖与神经的位置关系。在注射造影剂确认位置准确后注入局麻药,待腹部产生暖感、疼痛消失后再注入 50%~100% 乙醇等毁损液 10~20 ml。

腹腔神经丛毁损有 3 种路径,即后入路、前入路与开腹后在直视下注药。由于腹腔神经丛系双侧后腹壁的弥漫性组织,故应注射大剂量神经毁损剂毁损双侧,以获得最佳效果。其中开腹后直接在腹腔神经丛注药较为准确,但无法重复注药,疼痛缓解时间为5周至4个月,可能与腹腔神经丛的受毁损程度有关。腹腔神经丛毁损的严重并发症发生率非常低,但在治疗前必须严格检查患者的生命体征,术中和术后密切观察。医生应该掌握腹主动脉、肾以及其他腹部器官之间的正常解剖关系,以及有关该神经毁损的操作技术和经验。

4.交感神经节毁损

交感神经节毁损包括颈、胸和腰交感神经节毁损,化学性或物理性(冰冻、射频或激光)方法均能用于交感神经节毁损。

交感神经节毁损的作用涉及自主神经系统、内分泌系统和免疫系统,对上述系统的功能有调节作用。该毁损方法有助于维持机体内环境的稳定,使许多自主神经失调性疾病得到纠正。由于毁损部位的节前和节后纤维的功能受到抑制,交感神经纤维支配区内的心血管运动、腺体分泌、肌肉紧张、支气管收缩及痛觉传导也因此而受到抑制。

(四)常见神经毁损病例及循证学报道

1.腹腔癌痛

(1)方法。腹腔神经丛毁损。

(2)操作。腹腔神经丛毁损可采取俯卧位后入路或仰卧位前入路穿刺,用CT、X线、超声引导均有报道。穿刺有单针法和双针法两种,注射靶点分膈肌脚前和脚后。哪种做法在疗效和不良反应控制上有明确优势尚无定论,有学者认为经内镜超声引导可能更好。CT

引导下的腹腔神经丛毁损可使用细针(22 G)前入路穿刺注射。前入路简单有效,特别是对不能耐受俯卧位的患者更有价值。Marra 等认为前入路细针穿刺安全度很高,哪怕其穿透了胃、肝、肠、胰腺甚至主动脉。诊断性阻滞局麻药用量应小于 20 ml。CT 引导下经椎间盘斜入路腹腔神经丛毁损被认为可减少巨大内脏异常患者的截瘫、气胸、肝肾损伤并发症。

(3)药物。使用最多的药物是乙醇(50% ~ 100%)和苯酚(5% ~ 10%)。因为苯酚容易与血管结构结合,且有全身毒性反应,乙醇就成了首选。乙醇注射时有明显疼痛,注射前应先使用局麻药。

(4)镇痛疗效。有关腹腔神经丛毁损对胰腺癌疼痛有效的文献认可度很高,其中不乏随机、序贯性研究。腹腔神经丛毁损对腹腔其他恶性肿瘤的疗效与胰腺癌相似。存活时间较长的患者疼痛复发后多偏好再次毁损。在综合评价治疗的获益与风险的研究中,多数学者认为腹腔神经丛毁损应在病程早期实行,因为此时腹腔神经丛未被侵犯,没有禁忌证。Lillemoe 等证实,实施腹腔神经丛毁损对于胰腺癌患者可预防严重疼痛或延迟严重疼痛的出现,强化了腹腔神经丛毁损早期实施的理由。

(5)不良反应。荟萃分析提示腹腔神经丛毁损总体安全。主要的不良反应有局部疼痛(96%)、短期腹泻(10% ~ 44%)和体位性低血压(20% ~ 42%)。有个案报道严重的腹泻很难治疗并于几周后致命。并发症发生率约2%,包括局部麻痹、感觉异常、血尿、气胸、肩痛、足下垂、出血性胃十二指肠炎,有个别报道患者因并发症处置不当而死亡。1999年前文献报道共有10例腹腔神经丛化学性毁损引发短暂或永久性截瘫,有学者分析最可能的原因是 Adamkiewicz 动脉(来自降主动脉的最大动脉)损害引起了脊髓缺血。

(6)循证结论。按 Guya 等建立的评分系统评价 CT 介导下腹腔神经丛毁损术的证据质量,其中控制胰腺癌疼痛得分为 2A+(高水平证据,积极推荐),内镜超声下腹腔神经丛毁损得分为 B+(单一随机对照研究／非随机研究),ⅡA 推荐(有用),内脏神经毁损得分 2B+(随机对照研究,但有方法学缺陷,积极推荐)。

2.腹壁癌痛

(1)方法。腹横肌平面神经毁损。

(2)操作。在超声引导下实施腹横肌平面神经毁损,简便易行。

(3)药物。大部分用苯酚毁损,少数使用乙醇(浓度33% ~ 77%)。

(4)镇痛疗效。控制腹壁癌痛有效性为50% ~ 100%,维持时间17天至6个月。

3.盆腔、会阴癌痛

此部位癌痛的原因多种多样,治疗上比较困难,手段应包括手术、放化疗、常规镇痛治疗、神经毁损等多种方法,而神经毁损也应根据病情选择两个或两个以上神经丛,总结如下。

(1)下腹上神经丛(SHP)毁损。后入路为主,也有前入路的报告。Plancarte 等首次报告的经典穿刺技术是从 L_5 和 S_1 椎体两侧进针。此后报道了许多方法以克服解剖障碍(L_5 横突和高髂嵴),如经血管透穿、经椎间盘透穿等。Mishra 等通过随机对照研究证实 SHP 毁损在镇痛、改善功能和整体舒适度评分方面优于全身用药。并发症包括损伤血管、盆腔内脏、L_5 神经根和椎间盘炎等,发生率低。依据 Guya 等的评分系统,SHP 毁损控制盆腔、会阴癌痛证据质量为2C+（风险和益处相近，适宜研究）。

（2）下腹下神经丛（IHP）毁损。盆腔、会阴癌痛主要为下腹内脏痛，疼痛信号来源于低位盆腔脏器和生殖器，SHP阻断常不能起作用。Schultz首次描述了X线引导下穿透骶骨入路实施IHP毁损治疗盆腔、会阴癌痛，降低了患者疼痛评分和阿片类药物消耗，但有感觉异常和直肠损伤并发症风险。尚未发现随机对照研究评价其安全和有效性。

（3）奇神经节毁损。Malec-Milewska等报道使用弯针穿刺不必用手指经肛门引导，患者侧卧，把22 G脊髓穿刺针塑形弯曲，在影像引导下经肛尾韧带穿刺到骶尾关节腹面，注射造影剂在骶尾关节前呈线性分布，注射65%乙醇混合利多卡因4～6 ml，9例慢性盆腔痛（晚期肿瘤及其他）都有显著镇痛效果，时效维持4周到3年，4例患者疼痛永久消失，无并发症。还有文献报道穿透骶尾骨的穿刺路径，X线定位针尖位置，注射造影剂1～2 ml形成"逗号"征，注射6%苯酚毁损奇神经节。针尖离直肠越近，化学药物注射量越要小。并发症主要有直肠损伤、脊神经损伤和根性神经炎。使用射频消融毁损奇神经节被认为有利于减少并发症。临床推荐意见：由于奇神经节存在解剖学变异，疗效不确切，药物治疗效果欠佳者可尝试使用。

（4）复合神经毁损。Kitoh等报道了联合腹腔神经丛、肠系膜下丛、SHP丛毁损控制难治性腹腔和盆腔癌痛。35例患者主要经椎间盘入路注射乙醇进行神经毁损。所有患者立即镇痛，VAS得分从（8.8±0.2）分降为0分；镇痛效果持续3个月或到死亡前；吗啡消耗量第一个月从每天（96±29）mg降为（31±10）mg，此后仍有降低。患者均无严重并发症。Ahmed 等报道了15例晚期难治性盆腔、会阴癌痛患者,实施经椎间盘后正中入路 SHP 毁损联合经骶尾骨入路奇神经节毁损。SHP 注射 10% 苯酚液 10 ml,奇神经节注射 8% 苯酚液 4~6 ml。术前 VAS 得分为(7.87±1.19)分,一周后为(2.40±2.10)分,吗啡消耗量从(98.00±34.89)mg 降为(32.00±28.48)mg,无并发症发生。

4.头颈癌痛

射频热凝毁损三叉神经节及其分支、翼腭神经节安全有效,特别是上颌神经和下颌神经干毁损对局部癌痛有效。Varghese 等报道应用鼻窥镜有利于蝶腭神经节毁损定位,治疗头颈癌痛效果可靠。

5.胸、背癌痛

(1)肋间神经毁损。由于肋间神经的交叉支配,一般需要诊断性阻滞三根相邻神经以鉴别需要毁损的神经。毁损用 6%~10% 苯酚或无水乙醇,几乎所有患者疼痛立即缓解,但持续时间不长。超过 30% 的患者会出现神经炎或去神经痛。Gollapalli 和 Kissoon 等各报道1例患者由苯酚肋间神经毁损迅速引起截瘫,推测原因可能为苯酚经脊神经或者椎旁静脉丛扩散至蛛网膜下腔,提示虽然肋间神经化学性毁损简单易行,但该技术不似想象中的那么安全,仍应警惕意外情况的发生。Guya 的证据质量评价对这一疗法的评分是0(有效报道全是个案)。

(2)椎旁神经毁损。Antila 等报道用 7% 的苯酚液 1~4 ml 毁损7例患者共37支胸椎旁神经治疗难治性癌痛,无并发症出现,但镇痛效果有限,疼痛局限在狭小节段的患者效果较好。谢广伦等报道背根神经节射频热凝复合阿霉素注射,用于控制常规治疗方案无效的肺癌肋骨转移相关性疼痛,由于胸段背根神经节(DRG)大小及位置分布存在节段性差异,有多种变异存在,导致单纯经椎间孔穿刺射频效果欠佳,阿霉素椎旁注射可以顺轴质逆流,选择性作用于DRG,从而破坏感觉传导,总有效率为74.1%。

6. 四肢癌痛

肢体的癌痛处理相对容易,由于远离重要脏器,通常针对肿瘤本身的放疗大多可达到较好的治疗效果。随着可视化技术的发展,超声引导下的外周神经阻滞也变得精准、可靠。其他方法也见诸报道,如股鞘置管神经毁损。Kaki等报道1例47岁女性肺癌患者,右髋臼转移病理性骨折致腹股沟难治性疼痛。股动脉旁硬膜外穿刺置管,X线下注射造影剂证实导管进入腰肌位置后,丁哌卡因诊断性阻滞两天镇痛有效。第三天注射苯酚液后拔管。患者疼痛立即缓解,不良反应为股部和股外侧、闭孔神经分布区感觉阻断,股前肌力减弱。

总之,随着疼痛医学理论和技术的不断发展,患者对于各种难治性疼痛的医疗要求也越来越高,对难治性癌痛的有效管理成为了肿瘤专科、疼痛专科及麻醉科医生必须经常面对的问题。尽管神经毁损疗法控制难治性癌痛的临床应用规模有限,相关共识甚少,全世界的疼痛专科医生仍在不懈努力,尝试各种个案的使用,把神经毁损当作难治性疼痛,特别是晚期癌痛管理的重要武器之一。神经毁损疗法针对终末期癌痛的疗效受到较广泛的肯定,但使用时也要权衡得失,判断相对其不良反应,有效的镇痛维持时间是否值得实施这些技术。因此,临床具体使用神经毁损疗法控制难治性癌痛时,特别要强调严格控制适应证。首先是确定各种常规的规范化治疗效果不佳时方考虑选择,其次是保证患者的知情同意。选择神经毁损疗法前,一定要把各种利弊和风险讲透彻,由患者及家属充分权衡利弊并签字认可后方可实施。

(卢漫　董击夫　卢帆)

第六章 癌痛患者健康教育、随访与居家护理

第一节 癌痛患者健康教育

癌痛患者健康教育贯穿癌痛治疗全过程,在癌痛治疗过程中,患者及家属的理解和配合至关重要。医护人员应当有针对性地开展镇痛知识宣传教育,把握健康教育原则,熟悉健康教育内容。

一、癌痛患者健康教育原则

(1)知晓癌痛治疗的每一个环节都离不开健康教育,疼痛专科护士在健康教育中起着重要的作用。

(2)癌痛患者健康教育的形式多种多样,可采用文字、图片、展板、手册等形式,也可定期举办团体癌痛教育课堂、一对一癌痛教育辅导等。建议针对不同的个体,选择合适的教育形式,确保所传播的信息能够被充分理解和接受。

(3)根据患者的具体情况和健康需求,制订个体化癌痛患者健康教育计划。

(4)根据患者在癌痛治疗的不同阶段提供相应的信息支持。

(5)癌痛患者健康教育的对象不仅仅是患者本人、主要照护者及家属,还应包括医护人员(含学员)和卫

生行政人员等。

(6)癌痛患者健康教育应遵循一定程序,保证所采用的教育措施能达到预期效果。

二、癌痛患者健康教育内容

(一)常规内容教育

(1)首先告知患者癌痛治疗是肿瘤综合治疗的重要部分,疼痛也是病,要治不要忍,忍痛对患者有害无益,通过健康教育的方式让患者接受"不需要忍痛,提升生活质量"的观念。

(2)教会患者如何评估自己的疼痛强度、部位、性质、持续时间、加重或缓解的因素等,教会患者准确评估疼痛情况并主动向医护人员描述自己的疼痛。

(3)消除患者"成瘾性"误区。告知患者及家属吗啡及其同类药物引起成瘾的现象极为罕见,要纠正患者对麻醉药品成瘾性、依赖性、耐受性等的认识误区;告知患者服用阿片类药物后,当机体耐受或病情进行性加重时,患者常出现药量增加的现象,该现象多与"成瘾性"无关。耐药性初始表现为阿片类药物作用时间缩短,患者往往担心镇痛药物剂量增加而不可控制,不愿配合增加剂量。护士应及时告知患者合理调整用药剂量的意义,正确解释药物成瘾性和耐药性,消除其顾虑,提高患者对癌痛治疗的依从性和癌痛治疗效果。

(4)指导患者正确用药。向患者说明阿片类药物用于治疗癌痛,需按时、按量服药方可持续缓解疼痛。口服时应整片吞服,不能嚼碎或切开,不宜与乙醇混合服用。应在医生指导下进行镇痛治疗,不宜自行增减镇痛药物剂量或调整镇痛方案。

(5)关注药物不良反应。医护人员应告知患者及家属药物治疗可能产生的不良反应及预防措施,鼓励患者主动参与保障医疗安全。在镇痛治疗期间教患者学会观察药物的疗效和不良反应。阿片类药物不良反应常见于用药初期或过量用药时。除了便秘之外,其他不良反应大多是暂时性的或可以耐受的,如恶心、呕吐、嗜睡和头晕等不良反应,大多出现在未曾使用过阿片类药物患者用药的最初几天,多在服药后4~7天缓解。这些不良反应也可能来自癌症本身或其他治疗,不同个体存在一定差异,患者及主要照护者应保持与医护人员沟通,以共同调整治疗目标及治疗措施。

常见的阿片类药物不良反应的预防措施如下。

①便秘的预防措施。保持平衡、高纤维素的饮食;适当运动,养成规律的排便习惯,如有便意应立刻排便,鼓励患者在早餐后1小时内排便;多饮水,每日清晨空腹饮温开水一杯,多食含纤维素的食物如水果;在病情许可的情况下适当活动;反复进行鼓胀和收腹运动,顺时针方向轻揉腹部,促进肠蠕动和排便;对于便秘风险高的患者,可行预防性用药;出现便秘后,必要时可使用泻药和灌肠。对于每日需要使用阿片类药物的患者来说,应遵医嘱按时服用管理排便的药物。对于进食极少的患者,教育患者及家属:即使患者进食极少,但仍需要排便。

②恶心、呕吐的预防措施。使用阿片类药物后卧床休息或遵医嘱使用抑制恶心、呕吐的药物;保持口腔清洁;少量多餐,避免甜食或油腻食物;进食后保持坐姿休息;保持室内空气流通;必要时通过配合使用止吐药、调整镇痛药物剂量、改变给药途径等来控制。

③嗜睡。首次服用强阿片类药物的患者,服药后勿独自外出,如遇头痛、头昏时立即卧床休息,待血药

浓度下降后不适症状可缓解;尽量避免需要保持警觉的活动,如开车、做饭、爬楼梯以及使用动力工具;注意观察患者的意识状态,疲乏、嗜睡者可适量饮用茶水、咖啡等。

④皮肤瘙痒。嘱咐患者不可抓挠以防皮肤损伤,局部可使用润肤剂;严重者可用止痒药物。

⑤神经系统。如出现谵妄或嗜睡等表现,及时就医。

(6)告知患者及其家属阿片类药物应妥善保管、谨慎使用,出院带药不宜过多,阿片类药物一旦离院,不能退药和退费。如果患者癌痛控制稳定,停药或者离世后,家属应将剩余的阿片类药物交回原医疗机构统一销毁。

(7)复诊指导。出院前,向患者说明复诊的时间,确保患者及其家属知道如何联系医院和医生,定时复诊。同时,定期随访患者,监测镇痛效果,了解患者用药后是否出现任何问题,若患者出现药物不良反应,应及时给予协助。

(二)常见误区教育

1.误区一,非阿片类药物比阿片类药物更安全

对于需长时间接受镇痛药物的患者,使用阿片类药物更安全。经科学滴定和积极预防药物不良反应后,长期使用阿片类药物对肝脏及肾脏等重要器官无明显毒性作用。相比之下,长期应用NSAID则可引起胃肠道和肾脏毒性,并且会明显抑制血小板功能,大剂量对乙酰氨基酚可引起肝脏毒性。如果能正确使用,阿片类药物对患者而言是安全的。

2.误区二,只在疼痛剧烈时才用镇痛药

对于癌痛患者,应按时而不是按需用药,确保血液

中血药浓度的稳定。有效的疼痛管理有助于控制患者的病情、提高患者的生活质量、维持患者的心理健康。

3.误区三,用阿片类药物后出现呕吐、镇静等不良反应应立即停药

阿片类药物引起的呕吐、镇静等不良反应一般仅出现在用药的最初几天,数日后症状自行消失。可采用积极的预防性措施来减轻或避免不良反应的发生。

4.误区四,静脉使用阿片类药物比口服阿片类药物更有效

决定镇痛疗效的是作用于阿片受体的药物浓度,而非给药途径。静脉给药的优势在于首剂起效更快。只要剂量相同,口服给药与静脉给药同样有效,但不良反应的特点不同,静脉用药更容易引起恶心和增加患者对吗啡的耐受性。

5.误区五,阿片类药物一旦使用,终身服用

当癌痛控制稳定,保持无痛状态一周左右,经医生综合评估抗肿瘤治疗有效,可根据临床经验考虑减量。一般采用逐渐减量法,首先减日剂量的10%～25%,同时严密观察患者有无阿片类药物戒断反应。直到日剂量相当于口服吗啡 30 mg,继续服用两天后疼痛控制稳定即可停药。

(三)获取阿片类药物途径的教育

首先需经肿瘤科或疼痛门诊医生全面诊疗,认证该患者恶性肿瘤病史成立并存在癌痛。然后由具有麻醉药品处方权的医生开具门诊患者麻醉病历卡,经药师审核后患者凭麻醉处方和身份证(若非患者本人,还需要代办人身份证和患者身份证复印件)取药。单次建议取15天阿片类药物用量,但布桂嗪(强痛定)、可待因、芬太尼透皮贴剂取7天药量。如果癌痛患者需用针

剂药品,必须本人到医院注射,不得将针剂带走,使用后的空安瓿需回收;如果癌痛患者需要再次开透皮贴剂时,需将使用后的废贴一并带回医疗机构回收处理。

(四)芬太尼透皮贴剂使用注意事项

(1)芬太尼透皮贴剂不能作为滴定用药。在开始使用芬太尼透皮贴剂时应继续使用原镇痛药12小时(遵医嘱),使用芬太尼透皮贴剂24小时后,如果患者仍感觉疼痛,说明剂量不足,应及时调整剂量。对于癌痛控制不稳定性的患者,不建议使用芬太尼透皮贴剂,芬太尼透皮贴剂仅用于对阿片类药物耐受的患者。

(2)芬太尼透皮贴剂使用的正确步骤如下。

①准备(prepare)。选择前胸、后背、腹部或上臂的干燥、干净、无破损的平整皮肤,如有毛发,应在使用前剪除(勿用剃须刀剃除)。用清水清洗贴用部位,注意不能使用肥皂、油剂、乙醇等清洁剂,不能用力揉搓皮肤破坏局部皮肤的完整性(如使皮肤发红、破损),在使用前皮肤应完全干燥。取出贴剂,沿包装袋边缘撕开并取出贴片,撕去"S"形透明塑料保护膜,避免接触黏性成分,将贴片平整地贴在皮肤上。

②按压(press)。以手掌轻按贴片30秒钟,并用手指沿贴片边缘再按一次,确保贴片与皮肤充分接触。芬太尼透皮贴剂可持续使用48~72小时。在更换贴片时,应更换粘贴部位,几天后才可在相同的部位重复使用。贴片使用后请标注起始时间,严格按48~72小时使用。换贴时,把用过的废贴揭下,将黏性部分对折,放回原包装袋,带回医疗机构。

(3)刚开始使用芬太尼透皮贴剂时,少数患者可能会有头晕、恶心、呕吐等症状,此时不要轻易放弃治疗,大多在2~5天缓解。需排除其他原因所致的恶心、呕吐,如肿瘤脑转移、化疗、放疗或高钙血症等,遵医嘱配合对症处理。

(4)应避免芬太尼透皮贴剂使用的部位和周边区域直接暴露在外部热源下,尽量避免贴片直接与热源接触,如热水袋、电热毯、暖气烤灯。告知患者不要长时间热水浴、蒸汽浴等,发热、局部加热或局部极度用力挤压等均可能加速芬太尼透皮贴剂的吸收。

（文彦）

第二节 癌痛患者随访

国家卫健委强调加强对肿瘤患者进行适时随访,结合随访结果,及时改进服务。对癌痛患者定期随访能够指导患者正确服用镇痛药物,预防和减少不良反应,帮助癌痛患者缓解痛苦,做到早预防、早发现、早治疗,并能提高患者依从性,达到最佳的治疗效果,对癌痛患者有极大帮助。

一、随访方式

随访方式多种多样,如电话随访、疼痛咨询热线、组织疼痛知识讲座、家访等。目前主要采取电话随访,通过电话随访了解患者在家的遵医行为及癌痛的控制情况。

二、随访时间

随访通常从患者出院开始计时,首次随访在出院后1周内完成,癌痛缓解后可1~2周随访1次,直到该患者停用镇痛药、转入其他正规医疗机构接受治疗或死亡,方可终止随访。

三、随访标准

(1)建立癌痛患者随访管理制度。

(2)原卫生部颁布的《疼痛规范化治疗示范病房标准(2011 年版)》建议,对癌痛患者出院 1 周内随访率不低于 70%,门诊癌痛患者评估率不低于 95%。《北京市癌症疼痛护理专家共识(2018 版)》建议,初次用药和疼痛控制不稳定的癌痛患者,应于出院 3 天内进行第一次随访,待癌痛缓解或平稳,可 1～2 周随访 1 次。

四、随访细节

(1)出院时,与癌痛患者和家属共同制订随访计划,并按时主动进行随访。

(2)合理安排随访间隔时间,保证癌痛患者随访信息的连续性。

(3)随访人员应相对固定,需经过专业培训,具备癌痛管理经验。

(4)规范随访内容并记录。随访时应关注患者近期癌痛程度、性质、部位的变化,记录并评估患者的服药依从性,了解患者近期有无出现爆发痛及镇痛药物不良反应,提醒患者按时、按量服药并逐项记录。

(5)鼓励患者记录疼痛日记或随笔,以便在接受随访时向医护人员提供准确的信息。

(6)根据患者具体情况给予相应指导或安排就诊。随访时若发现患者癌痛控制不佳,如癌痛加重、爆发痛每日多于 3 次或影响睡眠时,应嘱其联系医生协助分析癌痛加重原因,调整镇痛药物剂量或更换镇痛方案,必要时到正规医疗单位进行处理或及时返院接受检查、治疗。

(7)邀请患者参加以"无痛生活"为主题的癌痛患教活动,倾听专家讲座,参与癌痛患者交流会以提高延续性护理品质。

通过延伸性护理及早期院前沟通,患者对出院后状况有了初步了解,能成功进行角色转换。从住院到出院回家,患者均有医护人员的医学指导,严格遵守用药原则,保证用药的完整性及连续性,提高了药物疗效,真正达到镇痛的目的。居家延续性镇痛治疗填补了患者出院后无医护人员进行治疗及健康宣教的空白,是大多数晚期癌症患者的主要治疗方法。延伸性干预措施能使居家镇痛治疗效率提高,对患者居家生活质量的提高有很大意义,是非常必要的。但我国主动随访居家宁养的癌症患者的工作才刚刚起步,也面临很多问题,最主要的是随访人员的支持系统不完善,我们要充分借鉴国外经验,根据本国国情,建设有政策支持、有法律依据、有医保作保障的居家癌痛患者姑息照护服务体系。

(文彦)

第三节　癌痛患者的居家护理

一、癌痛患者居家护理概述

WHO已把控制癌痛作为攻克癌症综合规划中的重点之一。2011年我国原卫生部启动的"癌痛规范化治疗示范病房"创建活动,实现了住院患者的规范化癌痛治疗,成效显著,使癌痛治疗不再只是单纯的镇痛治疗,而是包括病因治疗、心理治疗等的多学科综合治疗。随着"三阶梯"镇痛的普及,住院患者癌痛基本上都可以得到有效缓解。但晚期癌痛患者病程长,经历手术、化疗、放疗后对住院产生厌恶情绪,再加上病房床位紧张、医院医疗费用高昂,长期住院治疗不太现实,多选择在家中接受后续治疗,以减轻家庭经济负担,这就需要居家继续镇痛治疗。因此,肿瘤患者出院后的癌痛控制仍然是目前工作中的重点和难点。鉴于居家后患者受到各方面因素影响,对晚期癌痛患者进行出院后癌痛延伸性干预护理,可以弥补居家癌痛患者治疗及护理上的不足,提高镇痛疗效及患者生活质量。

在国外,肿瘤患者的癌痛治疗已从住院治疗延续到居家护理,其中居家护理已成为许多发达国家的基本卫生政策,对肿瘤患者癌痛的评估和控制形成了成熟的模式。英国 Cicely Saunders 于 1967 年创立第一家安宁机构圣克里斯托弗临终关怀院,后考虑到患者希望回家接受后续治疗的心情,于 1968 年成立居家姑息照护小组,至此姑息居家疗护开始发展并推广到全世界。姑息照护机构因其行政结构或功能而有所不同,有公立和私立、营利和非营利、以社区或医院为基础、单一或混合功能、特殊的医疗场所等。居家患者由姑息照护机构派出专业居家姑息团队及其他专业人员为其提供服务。专业居家姑息团队包括护理人员、医生、药师等。我国借鉴国外经验,在 20 世纪 80 年代于原天津医学院(现天津医科大学)成立临终关怀中心,并且该中心还成立中国第一个临终关怀病房。2019 年,《健康中国行动(2019—2030 年)》提出应大力开展癌症预防及治疗专项活动。目前,我国的姑息照护服务的研究主要聚焦在姑息照护的临床应用、姑息照护的影响因素、护士群体对姑息照护的认知等方面。

　　癌痛因为疾病的特殊性,大多属于慢性疼痛,很难在短时间内得到缓解或者根除,也不可能长期住院治疗,患者往往在癌痛得到控制后选择居家继续药物治疗。近些年,我国的医疗机构逐渐意识到居家护理在癌痛有效管理中的重要性,对居家姑息照护的研究仍处于初级探索阶段。目前,居家护理主要有依托于医院资源建立的延伸性护理,和依托于卫生服务中心资源,派社区卫生服务中心护士为患者提供上门服务两种方式。前者需花费三级医疗机构大量精力和时间;后者虽能提供给患者一些居家照护服务,但由于未做好患者出院前准备工作,导致患者的护理出现间断。在四川,居家护理的形式主要以医院与社区共同组成的居家服务小组为主,即由主治医生、临床药师、心理医生、专职营养师、康复师、专科护士、社区医生、社区护士具体负责患者的医疗、护理干预。由上级医院医护人员指导并教会社区医护人员癌痛管理关键技术,对居家服务小组成员进行规范、系统的培训,在居家护理中使用统一流程和指导语,并进行网络操作培训。建立医院与社区对接网络化管理档案,搭建患者与医护之间的网络平台,提供饮食运动指导、医疗护理问题解答。构建患者居家护理服务模式,与社区卫生服务中心对接。但由于社区卫生服务中心主要为患者提供常见病的一般治疗和护理,无法为患者提供高质量的专科护理服务,无法形成规范的癌痛居家护理服务内容体系,故各地区开展的居家护理项目差异较大。

二、癌痛患者居家护理的影响因素

（一）患者及家属方面

1.患者角色及社会环境的适应

患者住院期间经过原发疾病治疗,癌痛能得到有效缓解,对癌痛治疗知识也有所了解,出院后患者将融入社会,有对正常生活的渴望。但由于患有癌症,接触身边的朋友或同事会有自卑心理,对家属常常有怕拖累的心理,还有部分患者不希望被朋友、亲戚等知道自己患有癌症,这些都会导致患者隐瞒疼痛,不按时服药,并影响癌痛治疗疗效。同时,随着社会发展,我国逐步进入老龄化社会,许多老年人独自生活,感到空虚甚至被冷落遗弃,产生孤独心理,常不愿意主诉疼痛。同时,老年人认知能力逐步下降,容易健忘,导致每日给药次数及联合几种药物服用时,易漏服或错服药物而影响疗效。这时,家属是患者最有力的支持者,应与患者多沟通,多陪护患者,帮助患者辨认癌痛真实情况,按时服药,减少漏服、错服等现象。

2.患者遵医性

癌症属全身性疾病,病程长,部分患者久病体弱,免疫力低下,各种生理功能减退,卧床少动,严重营养失衡,焦虑、抑郁等。目前大部分晚期癌症还没有有效的治疗方法,放、化疗通常有较大的不良反应,使患者缺乏康复信心,甚至拒绝治疗。有调查显示,影响居家癌痛患者遵医行为的前5位因素是:①担心药物成瘾;②担心药物不良反应;③认为使用哌替啶等针剂最有效;④认为使用强阿片类药物预示临终;⑤医护人员解释不到位。同时,部分患者及家属仍认为患病后疼痛是不可避免的,还有患者认为示痛是软弱的表现,不愿遵从医嘱服用镇痛药物,这些都影响居家患者癌痛治疗的疗效。

3.患者家属的影响

患者家属一般有自己的工作和生活,对患者照顾较医院松懈,以至于影响对患者疼痛的治疗。在教育患者的同时,也应将家属作为教育的对象,提高家属对癌痛治疗的认识,这对于患者提高服用镇痛药物的依从性有很大帮助。按时按量规范服用药物,能大大提高镇痛疗效。

(二)医务方面

1.社区卫生服务

社区的工作人员缺乏癌痛治疗手段、药物不良反应及对策的知识,不能满足患者的需要,患者往往仍需要去大型医院就诊。同时,国内也有学者对某三甲医院疼痛门诊治疗的居家癌痛患者进行了六个月的调查随访,结果显示居家癌痛患者的镇痛效果不理想,疼痛未得到很好的控制。

2.医护人员对癌痛的认识

在2011年,原卫生部启动了创建"癌痛规范化治疗示范病房"项目以后,四川省有44家医院可以规范地进行镇痛治疗,但仍然有很大一部分医院的医护人员存在错误认识,如使用吗啡类药品就是吸毒、癌症到了晚期都会出现疼痛等。我国社区医院治疗癌痛的水平有限,社区医护人员癌痛治疗知识水平良莠不齐,导致社区癌症患者疼痛治疗差异很大。

3.药物剂量控制

患者在住院期间,医院都会强调遵循WHO的癌痛镇痛原则,根据患者疼痛强度及时评估,规范地进行剂量滴定。居家后患者疼痛受疾病转归或进展以及患者的生理、病理和药物相互作用等因素影响,在癌痛治疗过程中需要每天自评疼痛评分及记录疼痛情况。与医院相比,居家治疗可能不会很严谨。

（三）社会方面

阿片类药物属于麻醉、精神类管控药品,对药物的开具量有严格的限制。而癌痛患者一般病程长,需长时间服用药物,患者或家属需要经常到医院取药。当不能按时取到药物时,癌痛的控制将受到影响。部分医院药品品种、规格、剂型不齐,部分社区医院没有配备阿片类药物,进而影响患者按时使用镇痛药物和院外延伸镇痛治疗。

三、癌痛患者居家护理措施

优质的癌痛居家护理措施可以有效地降低患者疼痛程度,提高患者生活质量和护理满意度。癌痛居家护理的措施主要包括以下几点。

1. 做好出院指导

我国台湾地区居家疗护团队会在患者出院前访视患者,与患者进行良好沟通,详细了解患者用药、疾病情况,做好药物更换、饮食照顾、身体照顾等工作。在患者出院前2天,会将正在使用的所有针剂药物改为口服或贴剂,并评估患者调整后的适应情况。出院时的指导包括按时服药,观察不良反应,强调按计划复诊及疼痛加重时及时就医等。建立疼痛随访档案,重视信息资料收集,信息资料尽量完整详细。健康宣教重点讲解患者居家镇痛药物名称、剂量、时间等各项注意事项,及时配备镇痛药物,强化患者及家属对镇痛药物效果和不良反应的认识;协助家属办理麻醉、精神类药品卡,防止镇痛药品的短缺或治疗中断影响镇痛疗效;及时复诊可以观察病情进展情况,正确调整疼痛药物剂量,有利于控制疼痛。

2.制订个体化教育方案

根据每个患者的现有疾病状况,结合循证护理理论制订个体化自我管理教育方案,要求患者每日根据疼痛情况记录疼痛观察日记本。教育内容包括疾病相关知识和镇痛药物不良反应问题处理技巧,以及如何正确认识疾病临床症状、准确评估疼痛、合理应用镇痛药物等。根据患者个人疼痛情况和镇痛药物的特点指导其按时、按量用药。让患者及家属了解写疼痛日记的必要性,提高用药依从性,强化患者的遵医服药行为。对于老年患者,可以通过手机设置12小时闹钟,提醒患者按时服药。告诫患者不要因为疼痛短时间内的减轻而放弃按时按量用药,以避免体内血药浓度下降后导致疼痛再发,影响镇痛效果。

3.患者及家属疼痛知识教育

护士是癌痛患者的第一接触者,通常与患者建立有深厚的信任,患者及家属更容易遵从护士的指导。应主要由护士对患者及家属进行疼痛知识宣教,消除大众对镇痛药物成瘾性的恐惧,改变其固有的错误观念。在癌症患者长期治疗过程中,家属扮演着癌症患者最重要的照顾和支持者的角色,患者及家属对镇痛药物的错误认识是影响疼痛控制成效的重要原因。家属对患者的心理状态、性格行为、生活习惯最了解,和患者有着紧密的关系,对患者的关心和照顾在某种程度是他人所不能代替的。但患者跟家属对疼痛感受不一致,也可导致患者疼痛控制成效差。应对家属及患者同时进行疼痛及药物不良反应知识宣教,告知对于常见的恶心、呕吐及便秘等症状可预期性地给予干预措施,减轻患者和家属的心理负担。鼓励患者学会松弛疗法,如听音乐、看电视、种植花草、深呼吸等。举办癌症患者交流会,促进癌痛患者们之间的交往,形成积极的生活态度,增加治疗疾病的信心。针对患者及家属所担心的问题,如药物成瘾性、不良反应、增减剂量等,应详细进行解释,强调遵医嘱规范使用镇痛药物成瘾概率是非常小的,提高患者使用镇痛药物的信心。

4.调整对麻醉类镇痛药品的管理

实践证明,患者长期使用麻醉类镇痛药品后,成瘾比例不大,国家应放宽对麻醉类镇痛药品的使用限制,避免因限制过严而影响患者疼痛控制效果。与此同时,加强药物管理,规范药物应用流程,合理调整麻醉类镇痛药品的供应。适当增加社区开相应药物的权限,使患者在社区也能获得药物。从经济考虑,也要适当调整此类药品价格,经济困难家庭的患者及家属往往由于此类药品价格问题不愿遵从医嘱增加药物剂量。当然,调整对麻醉类镇痛药品的管理并不意味着可以滥用、转移或出售此类药品,应警惕非医疗目的的应用。

5.科学、合理服用辅助药物

在癌痛治疗过程中常常会使用辅助药物,如缓泻剂、止吐药、抗抑郁药、NSAID等,科学、合理地使用能达到增强疗效、减少用药剂量、减少不良反应、减缓疼痛的目的。有不少患者认为以上药物不是镇痛药物,没有引起重视,医护人员应该告知辅助药物的使用也相当重要。

6.建立一体化的癌痛居家护理体系

目前开展的癌痛居家护理服务还未形成完善的体系，医院和社区所提供的服务比较单一。应建立由政府主导、专家指导、全科团队协作提供服务、家庭参与的癌痛居家护理服务。现在癌痛患者居家护理服务主要是由综合医院派遣护士到患者家中开展延伸性护理，或由患者所在社区医院派遣护士到患者家中进行护理。可以考虑将医院的优质资源拓展至社区，再由社区医护人员管理居家患者，由医院牵头，以社区为基础、家庭为单位，形成医院—社区—家庭一体化的居家照护服务模式，减轻患者辗转医院的麻烦，在医院、社区和患者间形成牢固的桥梁，更好地为癌症患者进行有效的治疗。目前社区护士对疼痛的认知程度和管理水平非常有限，大多数社区护士对疼痛缺乏相关认识，癌痛患者治疗指导中存在不足，因此，加强对社区护士的相关疼痛管理培训是很有必要的。同时，社区医护人员与医院进行双向沟通，及时将患者信息反馈给医院，可为患者到医院复诊时制订镇痛方案提供依据。

7.建设有政府支持、法律依据、医保保障的居家姑息照护服务

我国对居家姑息照护的研究还处于初级阶段，居家姑息照护服务是一项有利于社会的福利事业，需要政府相关政策的支持、鼓励和引导。我国应借鉴国外相关经验，加快建立相关法律法规，从制度上给予居家姑息照护明确的定性和定位。癌痛患者更愿意在医院接受治疗而不愿在家中，原因之一是医保对住院支付比例比门诊支付高。如果将居家姑息照护相关项目纳入医保覆盖范围，将有利于居家姑息照护的推广。居家姑息照护服务体系的建设需要政策的支持和资金的投入，但是鉴于我国人口基数大，政府也不可能无限制地投入资金，应寻求社会资助，发掘社会潜力，加快慈善事业的发展，发挥商业保险的作用。应由社会多方一起努力，为居家姑息照护提供更多可能。

（宋莹婵茜）

第七章　阿片类药物监测和风险管理措施

第一节　阿片类药物临床应用相关定义

　　阿片类药物是指能激活体内阿片受体,起到镇痛作用的一类药,主要用于中度至重度疼痛。近年来随着阿片类药物使用量的增加,患者出现异常用药行为(aberrant drug-related behaviors, ADRBs)的风险也在随之上升。异常用药行为是指一系列异常使用处方药物的行为,包括滥用处方药、通过不恰当途径获取处方药、对药物产生依赖、不按医嘱随意增加用药剂量等。阿片类药物临床应用过程中涉及的异常用药行为最主要包括药物过量、误用、滥用、成瘾、流弊(表7-1)。

表7-1 阿片类药物异常用药相关术语及定义

术语	定义
过量	表现为中枢神经系统抑制、瞳孔缩小、呼吸抑制等特征性症状
误用	无论用药目的如何,有意或无意地不适当使用阿片类药物
滥用	为了获得理想的精神或生理效应而有意、非医疗目的地使用阿片类药物
成瘾	也称药物依赖性,指长期和反复滥用阿片类药物后,机体对药物产生的适应现象,包括生理依赖(躯体依赖)和心理依赖(精神依赖)两部分
流弊	因管理不规范而导致阿片类药物流入非法渠道产生的弊端

第二节 阿片类药物滥用管理

一、滥用原因及风险因素

阿片类药物滥用是 21 世纪公众健康所面临的最大挑战之一。据美国药物滥用和心理健康服务管理局(Substance Abuse and Mental Health Services Administration,SAMHSA)调查显示,2016 年美国有超过 1 100 万人滥用阿片类药物。其滥用的危险因素包括男性、年龄<45 岁、重度疼痛、酗酒或吸烟、焦虑或抑郁、创伤后应激障碍或反社会人格障碍、童年不幸和家庭成员有阿片类药物滥用史等。

通过分析不同滥用行为和滥用程度的人群,发现其滥用原因也不尽相同，主要分为三个方面。①病患知识缺乏：据调查显示，75%的阿片类药物从朋友、家人处获得，而对于学生群体来说，缺乏基本常识的非治疗性娱乐用药是阿片类药物滥用的重要风险因素。②医生滥开处方：部分医生对阿片类药物滥用认识不足，对患者利用医生处方骗取阿片类药物的动机也缺乏了解，下医嘱前甚至不会通过联网数据查询患者用药史。③药企的推广：利益的驱动导致药企大力推销，使得阿片类药物用量呈现逐年激增的趋势。

二、阿片类药物滥用风险评估工具

为更好地预测和识别阿片类药物滥用风险，提供安全有效的药物治疗方案，需对患者进行风险评估，并基于风险分层采取相应的监测和干预措施，从而减少潜在的滥用风险。目前美国、英国和荷兰等国家都发布了阿片类药物滥用风险评估工具，评估维度大同小异，具体内容包括药物使用情况及相关行为、药物滥用史、疼痛控制情况等（表7-2）。

三、相关举措思考

阿片类药物尽管在疼痛治疗领域发挥着不可替代的作用，但也引起了诸多社会健康问题，甚至引发严重的社会安全问题。因此如何在满足患者疼痛治疗需求的同时又能有效规避药物滥用风险，是目前亟待解决的问题。综合各种风险因素，建议从以下几个方面进行管控。

表7-2 阿片类药物滥用风险评估工具信息表

评估工具	发布国家	发布年份	使用目的	填写人员	评估维度	评估项目数	滥用风险增加的临界分数	敏感性和特异性
疼痛患者筛查及阿片类药物应用评估量表(SOAPP)	美国	2004	评估慢性疼痛患者滥用阿片类药物的风险	患者	疼痛控制情况、社会心理功能、精神病史、药物滥用史、预约就诊情况、药物使用情况及相关行为、个人护理和生活方式、反社会行为	14	>7	敏感性91%特异性69%
阿片类药物风险评估工具(ORT)	英国	2005	评估拟接受阿片类药物治疗的慢性疼痛患者药物滥用风险	患者	药物滥用史、精神病史、青春期前性虐待史、年龄	5	低风险:0~3;中风险:4~7;高风险:>8	一致性统计计数(C统计量):男性82%;女性85%
成瘾行为检查表(ABC)	荷兰	2006	评估已接受阿片类药物治疗的慢性疼痛患者药物滥用风险	医生	药物使用史、滥用情况及相关行为、疼痛控制情况、社会心理功能、身体功能	20	>3	敏感性88%特异性86%

续表

评估工具	发布国家	发布年份	使用目的	填写人员	评估维度	评估项目数	滥用风险增加的临界分数	敏感性和特异性
疼痛药物问卷(PMQ)	英国	2006	评估已接受阿片类药物治疗的慢性疼痛患者滥用风险	患者	药物使用情况及相关行为、药物滥用史、疼痛控制情况、身体功能、社会心理功能	26	>30	敏感性 92% 特异性 80%
当前阿片类药物误用评估(COMM)	美国	2007	评估已接受阿片类药物治疗的慢性疼痛患者药物滥用风险	患者	药物使用情况及相关行为、药物滥用史、身体功能、社会心理功能、预约就诊情况	17	>9	敏感性 77% 特异性 68%
处方阿片药滥用指数(POMI)	荷兰	2008	评估服用羟考酮的疼痛患者出现的药物滥用、成瘾等问题	患者	药物使用情况、社会心理功能、疼痛控制情况、预约就诊情况	6	>2	敏感性 82% 特异性 92.3%

续表

评估工具	发布国家	发布年份	使用目的	填写人员	评估维度	评估项目数	滥用风险增加的临界分数	敏感性和特异性
疼痛患者筛查及阿片类药物应用评估量表－简易版（SOAPP－SF）	英国	2013	评估慢性疼痛患者滥用阿片类药物的风险	患者	精神病史、药物滥用史、药物使用情况及相关行为、反社会行为	5	≥7	敏感性86%特异性67%

（1）积极引导医生用药意识转变：促使医生科学认识疼痛治疗，避免因对成瘾性的盲目恐慌而拒绝给药，影响患者疼痛治疗。

（2）加强公众用药教育，强化用药风险意识：①帮助公众正确认识阿片类药物的治疗作用；②关注与阿片类药物滥用相关的风险因素，告知患者不合理使用阿片类药物的风险，提示严格遵医嘱剂量、疗程服药，勿擅自调整用药剂量。

（3）规范疼痛治疗临床路径，完善阿片类药物用药指南：2016年美国疾病预防控制中心（Center for Disease Control and Prevention，CDC）发布《慢性疼痛阿片类药物治疗指南》，该指南旨在为医生和护理人员规范慢性疼痛治疗方案，为阿片类药物使用者提供处方建议。具体而言包括使用阿片类药物的起止时间、持续时间、剂量、风险和获益评估等。

（4）建立药物滥用应对机制：针对不可避免的药物滥用问题，组建服务完善的药物成瘾治疗中心显得尤为必要。

（5）加强阿片类药物全生命周期监管，推进网络大数据分享：健全阿片类药物管理制度，对药品流向做好跟踪记录，保证药品可追溯；通过警方、检察院、医院等数据共享，对阿片类药物高滥用风险人群进行提前预警。

（秦小莉　蒋倩）

第三节　吸毒的癌痛患者的监测和风险管理

一、吸毒的癌痛患者疼痛管理面临的挑战

(一)疼痛评估困难

1.缺乏特异性评估工具

准确的癌痛评估是合理、有效进行镇痛治疗的前提,癌痛评估应当遵循"常规、量化、全面、动态"的原则。传统的癌痛评估工具包括疼痛程度评估工具和全面评估工具。然而对吸毒的癌痛患者而言,各评估工具评估结果准确性低,目前也缺乏专用于该人群的特异性疼痛评估工具。

2.评估实施困难

影响吸毒患者癌痛管理的因素多且复杂,临床上难以准确评估:

(1)长期吸毒的患者,自身免疫力低下,并发症较多,诸如艾滋病、乙型肝炎等,使患者无法区分非肿瘤因素引起的疼痛。再者对于此类患者,毒品本身可以导致其身体产生疼痛等不适感,据文献报道,阿片类药物成瘾者慢性严重疼痛的发生率为16%~74%。

(2)配合度低,心理需求较高。几乎所有的癌痛评估都需要患者的密切配合,尤其是灵敏度较高的NRS和VRS都需要患者自诉,然而吸毒患者往往不能准确描述痛感。甚至疼痛已经控制良好,但患者也会描述

为严重疼痛,因为他们担心如实反馈会导致药物剂量减少。

(3)长期使用阿片类药物已被证明会引起疼痛过敏,即对疼痛的敏感度增加,进而需要增加药物剂量以达到治疗效果。吸毒患者的情况更为严重,轻微的戒断症状、睡眠障碍和情感变化都可能会加剧疼痛。

(4)医护人员在评估吸毒的癌痛患者时,可能会不够客观,往往低估疼痛症状评分;另外还有部分医护人员对疼痛知识掌握不够,不能正确评估癌痛。以上情况都会导致疼痛的评估结果有偏差。

(二)滴定及转换困难

WHO癌痛"三阶梯"镇痛治疗指南和我国《癌症疼痛诊疗规范(2018年版)》推荐:中、重度疼痛治疗首选阿片类药物,对于慢性癌痛治疗,阿片受体激动剂类药物是首选。但这类药物的有效性和安全性存在个体差异,需要逐渐调整剂量,以获得最佳用药剂量,称为剂量滴定。对于未曾使用、初次使用和已经使用阿片类药物镇痛的患者,诊疗规范都有相应的滴定和剂量换算原则,包括吗啡、可待因和羟考酮之间的剂量转换。对于吸毒患者,需根据其前期的吸食药物(如海洛因、冰毒等)、使用时间、频率、剂量、种类、复吸次数以及身高、体重、体质情况等综合因素判断,制订个体化治疗方案。而针对用于脱毒或戒断治疗的美沙酮和丁丙诺啡,目前并没有相关指南指导其详细的剂量转换。

（三）全程管理困难

大部分癌症康复治疗均在院外进行，出院后的随访以及动态评估是控制癌性疼痛的重要手段，其中动态评估对于药物镇痛治疗中的剂量滴定尤为重要。而绝大多数患者离开专业团队后，用药依从性显著降低，造成患者处于药物过量或者剂量不足的状态。再者，对于有吸毒史的癌痛患者，亲属的社会支持较低，造成患者缺乏监管，也会影响疼痛的控制。另外，我国疼痛专业的临床医生和临床药师配比不足，工作量大，导致失访情况较多，想要定期评估患者情况比较困难。

（四）其他

有文献报道，超过60%的吸毒患者有抑郁和焦虑的双重障碍。患者的自卑与恐惧心理会使他们的疼痛管理复杂化。再者，部分吸毒患者会用到一些辅助药物，例如苯二氮䓬类甚或乙醇来控制疼痛和焦虑症状，但长期使用也会产生依赖性，这也是吸毒的癌痛患者疼痛控制较复杂的一个重要因素。

二、药物及其治疗

对于吸毒成瘾的癌痛患者，首选美沙酮或丁丙诺啡。这两种药物既可用于阿片类药物成瘾的脱毒治疗，同时也具有较好的镇痛效果。美沙酮兼具 μ 受体激动效应和 NMDA 拮抗作用，可阻断吗啡耐受和 NMDA 诱导的痛觉过敏。丁丙诺啡为部分 μ 受体激动剂，广泛应用于疼痛治疗，我国批准其舌下含片用于阿片类药物成瘾脱毒治疗（二者的临床用药信息及比较详见表7-3）。

表7-3 丁丙诺啡和美沙酮临床用药信息及比较

项目	品名	
	丁丙诺啡	美沙酮
首过效应	+	−
封顶效应	+	−
给药途径	iv、im	po、im、ih
脱毒治疗	舌下	禁止iv
镇痛强度	吗啡的25～40倍	与吗啡相当
应用方法	轻度依赖 每日1～2 mg,tid	初始阶段每次15～30 mg
	中度依赖 每日2.5～4.0 mg,tid	早期使用每次增加或减少 5～10 mg(6～24小时完成)
		晚期使用每次增加或减少 5～10 mg(5～10日完成)
	重度依赖 每日4.5～8.0 mg,tid	维持阶段40～100 mg
治疗原则	初始剂量宜小	初始剂量宜小
	逐日递减、先快后慢、只 减不加、停药坚决	减量速率不宜过快
注意事项	起效较慢,持续时间 较长	作用时间较长
	呼吸功能不全者和产妇 分娩前后禁用	用药期间慎用镇静催眠药, 严禁酗酒
	妊娠妇女、老年人、肝肾 功能不全者慎用	呼吸系统疾病、严重肝病 患者、孕妇及哺乳期妇女 不宜使用

注:+,有;−,无;iv,静脉注射;im,肌内注射;po,口服;ih,皮下注射;tid,1日3次。

三、举措思考

（1）建立多学科诊疗（multidisciplinany treatment，MDT）团队：对吸毒的癌痛患者的管理控制可以建立MDT团队，成员包括临床医生、心理医生、成瘾医生、护士、麻醉师、药师和营养师。

（2）社区延伸服务：社区根据常见癌痛药物信息，向公众宣传不恰当使用阿片类药物、吸毒对健康的影响。印制药物信息手册、用药安全宣传册以及家长或老师药物教育指南来帮助居民了解药物的正确使用和出现爆发痛等问题时如何寻求帮助。社区延伸服务部也可与医院等促进合理用药的部门开展合作。

（3）大力推进数据共享，全面开展阿片类药物大数据收集、分析和共享工作机制：建立全国范围内的处方和配药信息数据库，对吸毒的癌痛患者的相关信息进行监控，可为医生或药师提供患者开具镇痛药物的历史等关键信息。这些信息可以帮助医生和药师鉴别吸毒患者的癌痛是否得到有效控制，或者是否有复吸的高危情况发生，并开展早期干预，对有复吸风险的趋势进行预警等。

（4）了解患者吸毒行为背后的心理因素，可以促进患者和医生之间的沟通，建立足够的信任，进一步实现最佳的疼痛控制。

第四节　我国麻醉和精神药品
管理规定及执行情况

一、发展历程

我国对麻醉药品的管制可追溯至1839年6月林则徐"虎门销烟",其目的是解决鸦片滥用造成的不良社会影响;1912年、1935年中华民国政府两次开展禁烟运动,致力于解决因烟毒的生产、流通和消费等环节而造成的社会问题。

中华人民共和国成立后,政府十分重视麻醉药品的管理,就管理体系而言大致经历了"无法可依→行政管理为主导→法制化管制"的变化过程。中华人民共和国成立之初,由于历史遗留问题和缺乏麻醉药品管理法规约束等因素,我国吸毒者较多,麻醉药品的流弊成为吸毒者毒品的重要来源。为处理这一问题,1950年起,我国政府开始制定相关行政规定统一管制麻醉药品。1951年,原卫生部颁布《麻醉药品暂行管理条例》,各级政府相继发布相关政策和文件,麻醉药品管理法规的制定呈现出以行政管理为主导的色彩;1984年,全国人大常委会表决通过《中华人民共和国药品管理法》;1987年,国务院颁布《麻醉药品管理办法》,标志我国麻醉药品管理由行政管理逐渐过渡至法制管理;进入21世纪,我国麻醉药品管理逐渐形成法律、法规和部门规章三级法规体系,正式步入法制管理规范化的轨道。

二、重要政策、法规

我国麻醉和精神药品有关重要政策及法规见表7-4。

表7-4 我国麻醉和精神药品有关重要政策及法规

序号	政策、法规	来源	时间
1	《中华人民共和国药品管理法》(主席令第18号)	全国人大常委会	1984年/2019年第二次修订
2	《中华人民共和国药品管理法实施条例》(国务院令第360号)	国务院	2002年
3	《关于含麻醉药品复方制剂管理的通知》(国食药监安〔〔2004〕71号)	原国家食品药品监督管理局	2004年
4	《麻醉药品和精神药品管理条例》(国务院令第442号)	国务院	2005年/2016年第二次修订
5	《麻醉药品、第一类精神药品购用印鉴卡管理规定》(卫医发〔2005〕421号)	原卫生部	2005年
6	《麻醉药品、精神药品处方管理规定》(卫医发〔2005〕436号)	原卫生部	2005年
7	《医疗机构麻醉药品、第一类精神药品管理规定》(卫医发〔2005〕438号)	原卫生部	2005年
8	《处方管理办法》(卫生部令第53号)	原卫生部	2007年
9	《麻醉药品临床应用指导原则》(卫医发〔2007〕38号)	原卫生部	2007年
10	《医疗机构药事管理规定》(卫医政发〔2011〕11号)	原卫生部	2011年
11	《癌症疼痛诊疗规范(2018年版)》(国卫办医函〔2018〕734号)	国家卫健委	2018年

三、管理涉及部门

我国麻醉和精神药品管理涉及部门见图7-1。

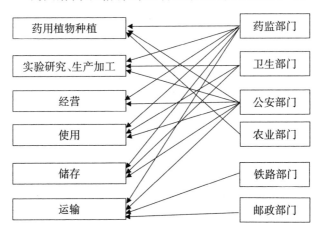

图7-1 我国麻醉和精神药品管理涉及部门

四、医疗机构管理

医疗机构应对麻醉和精神药品进行的管理内容见表7-5。

表7-5 医疗机构麻醉和精神药品管理内容

管理内容	管 理 细 则
机构许可	具有相关的诊疗科目、经培训合格的卫生技术专业人员、安全存储设施和管理制度
药事组织管理	成立麻醉和精神药品管理组织部门,负责制度的制定和监督实施、卫生技术专业人员的教育与培训

续表

管理内容	管 理 细 则
采购	保管员制订采购计划;采购由专人负责,凭《麻醉药品、第一类精神药品购用印鉴卡》向所在地省、自治区、直辖市行政区域内的定点批发企业购买,付款采取银行转账方式;保留购进记录
验收	货到即验、双人验收、清点到最小包装;验收中发现麻醉和精神药品缺少、损失,应双人清点登记、上报医疗机构负责人后处理
储存与保管	专人负责、专库(柜)加锁、专用账册,做到账、物、批号相符
临床使用	首诊医生亲自诊查患者、建立相应的病历、签署《知情同意书》;麻醉和精神药品固定发药窗口、专册登记、专用处方;处方格式及单张处方最大限量按《麻醉药品、精神药品处方管理规定》执行
安全管理	"五专"管理、基数管理、批号追踪管理、交接班制度、剩余药液处理、麻醉和精神药品处方管理、安瓿瓶废贴回收管理、麻醉和精神药品报损销毁管理、报警装置、应急预案

(藕顺龙　蒋倩)

参考文献

［1］SUNG H,FERLAY J,SIEGEL R L,et al. Global cancer statistics 2020: GLOBOCAN estimates of incidence and mortality worldwide for 36 cancers in 185 countries[J]. CA−A Cancer Journal for Clinicians,2021,71(3):209−249.

［2］FALLON M, GIUSTI R, AIELLI F, et al.Management of cancer pain in adult patients: ESMO Clinical Practice Guidelines[J]. Annals of Oncology: Official Journal of the European Society for Medical Oncology,2018,29 Suppl 4:iv166−iv191.

［3］LAM D K. Emerging factors in the progression of cancer−related pain[J]. Pain Management,2016,6(5): 487−496.

［4］RAOOF R,WILLEMEN H L D M,EIJKELKAMP N. Divergent roles of immune cells and their mediators in pain[J]. Rheumatology,2018,57(3): 429−440.

［5］GORNSTEIN E L, SCHWARZ T L. Neurotoxic mechanisms of paclitaxel are local to the distal axon and independent of transport defects[J]. Experimental Neurology,2017,288: 153−166.

［6］JOHANSEN A,ROMUNDSTAD L,NIELSEN C S,et al. Persistent postsurgical pain in a general population: Prevalence and predictors in the Tromso study[J]. Pain, 2012, 153(7) : 1390−

1396.

[7]SWARM R A,PAICE J A,ANGHELESCU D L,et al. Adult Cancer Pain, Version 3.2019, NCCN Clinical Practice Guidelines in Oncology[J]. Journal of the National Comprehensive Cancer Network, 2019, 17(8): 977-1007.

[8]MERCADANTE S. Opioid titration in cancer pain: A critical review[J]. European Journal of Pain, 2007, 11(8): 823-830.

[9]ZHOU J X, WANG Y X, JIANG G. Oxycodone versus morphine for cancer pain titration: A systematic review and pharmacoeconomic evaluation[J]. PloS One, 2020, 15(4).

[10]TASSINARI D, SARTORI S, TAMBURINI E, et al. Transdermal fentanyl as a front-line approach to moderate-severe pain: A meta-analysis of randomized clinical trials[J]. Journal of Palliative Care, 2009, 25(3):172-180.

[11]GOLDER F J, DAX S, BABY S M,et al. Identification and characterization of GAL-021 as a novel breathing control modulator[J]. Anesthesiology, 2015, 123(5): 1093-1104.

[12]SARHILL N, WALSH D, NELSON K A. Hydromorphone: Pharmacology and clinical applications in cancer patients [J]. Supportive Care in Cancer, 2001, 9(2):84-96.

[13]YANG F R, WU B S, LAI G H,et al. Assessment of consecutive neurolytic celiac plexus block (NCPB) technique outcomes in the management of refractory visceral cancer pain[J]. Pain Medicine, 2012, 13(4):518-521.

[14]ROWLEY D, MCLEAN S, O'GORMAN A, et al. Review of cancer pain management in patients receiving maintenance metha-

done therapy[J]. American Journal of Hospice and Palliative Medicine,2011,28(3):183-187.

[15]SAUNDERS C. The evolution of palliative care[J]. Patient Education and Counseling,2000,41(1):7-13.

[16]国家中医药局办公室,国家卫生健康委办公厅.癌症疼痛诊疗规范(2018年版)[J].全科医学临床与教育,2019,17(1):4-8.

[17]陈宏达,郑荣寿,王乐,等.2019年中国肿瘤流行病学研究进展[J].中华疾病控制杂志,2020,24(4):373-379.

[18]杨光,商消,王楠娅.新时期癌痛诊疗的进展与挑战[J].肿瘤代谢与营养电子杂志,2019,6(1):99-103.

[19]何晓琳,钱庆,张泽.肿瘤流行病学数据可视化分析[J].中华医学图书情报杂志,2016,25(1):73-80.

[20]韩济生,樊碧发.疼痛学[M].北京:北京大学医学出版社, 2012.

[21]沈波,杨扬,申文,等.江苏省成人癌症疼痛诊疗规范(2020年版)[J].中国肿瘤临床,2020,47(7):325-333,1-18.

[22]邓小明,姚尚龙,于布为.现代麻醉学[M].第5版.北京:人民卫生出版社,2021.

[23]李小梅,袁文茜,曹伯旭,等.慢性癌症相关性疼痛[J].中国疼痛医学杂志,2021,27(3):161-165.

[24]TOLLISON C D,SATTERTHWAITE J R,TOLLISON J W.临床疼痛学[M].宋文阁,傅志俭,译.第3版.济南:山东科学技术出版社,2004.

[25]武林鑫,孙莉.癌痛治疗不足的现状与原因[J].肿瘤防治研究,2014,41(4):421-424.

[26]王云,王兆霞,王培,等.北京市癌症疼痛护理专家共识

(2018版)[J].中国疼痛医学杂志,2018,24(9):641-648.

[27]国家卫生健康委员会合理用药专家委员会,中国药师协会.癌痛合理用药指南[M].北京:人民卫生出版社,2021.

[28]梁军.盐酸羟考酮缓释片简化剂量滴定方案简析[N].中国医学论坛报,2015-05-28,疼痛B12版.

[29]刘思同,翟志超,左明明,等.非阿片类镇痛药物在癌痛中的应用[J].中国疼痛医学杂志,2016,22(3):223-227.

[30]赵文亭.阿片类镇痛药物的不良反应[J].中国药物经济学,2015,10(12):19-20.

[31]刘宝珍,宋子贤,张艳红,等.术后多模式镇痛的研究进展[J].河北医药,2015,37(19):2990-2994.

[32]冉凤鸣,臧爱华.重视阿片类镇痛药物的不良反应[J].药品评价,2016,9(3):42-44.

[33]唐丽丽.中国肿瘤心理临床实践指南2020[M].北京:人民卫生出版社,2020.

[34]高天.接受式音乐治疗方法[M].北京:中国轻工业出版社,2011.

[35]YAPKO M D.临床催眠实用教程[M].高隽,译.第4版.北京:中国轻工业出版社,2015.

[36]STAHL B,GOLDSTEIN E.正念生活,减压之道:正念减压工作手册[M].祝卓宏,张妍,译.南京:江苏美术出版社,2013.

[37]罗学芬.晚期癌痛治疗中使用镇痛泵的护理配合及对患者情绪改善体会[J].健康女性,2021,(32):221.

[38]王昆,金毅.难治性癌痛专家共识(2017年版)[J].中国肿瘤临床,2017,44(16):787-793.

[39]袁晓婧.舒芬太尼经自控镇痛泵(PCA)治疗难治性癌痛的

疗效分析[J].中外医疗,2021,40(1):103-105.

[40]陈理明,李晓洁,谢晓原,等.镇痛泵持续静脉泵注吗啡控制难治性癌痛的临床观察[J].肿瘤防治研究,2012,39(8):1014-1016.

[41]李秀梅,丁爱玲,戴红霞,等.术后应用自控镇痛泵硬膜外镇痛的护理[J].广东医学,2006,27(9):1430-1431.

[42]王昆,邵月娟.腹腔神经丛阻滞术的应用进展[J].中国肿瘤临床,2013,40(24):1492-1494.

[43]邸淑珍,张靖,张学茹,等.安宁疗护的起源、发展与展望[J].医学研究与教育,2018,35(1):7-12.

[44]吴欣澎,谢仙萍,苗华丽,等.近10年我国姑息照护的研究现状及其文献计量学分析[J].循证护理,2022,8(3):386-389.

[45]李潇潇,邓艳萍.阿片类药物在慢性疼痛控制中的成瘾风险与评价[J].中国药物滥用防治杂志,2013,19(5):271-274.

[46]赵阳,娄凤兰.阿片类药物异常用药行为评估工具的研究进展[J].护理学杂志,2014,29(17):90-93.

[47]孙丽.美国阿片类药物滥用及其管控措施[J].中国药物滥用防治杂志,2018,24(4):219-224.

[48]谢靳希,邓艳萍,史录文.美国阿片类药物滥用危机与中国镇痛药使用与监管[J].中国药物滥用防治杂志,2020,26(4):192-197.

[49]杨玉慧,许秀丽,朱珠.美国阿片类药物滥用及其治理举措概述[J].中国药物警戒,2017,14(12):746-751.

[50]欧鹏,朱洁婷,张海霞,等.吸毒人员癌性疼痛管理面临的挑战[J].中国药物依赖性杂志,2021,30(1):74-77.

[51]褚宸舸.我国禁毒立法的历史演进(1949-1998)[J].江苏警

官学院学报,2008,23(2):20-28.

[52]陆林,王曦,薛言学.中国药物滥用的过去、现在和未来[J].中国药物依赖性杂志,2009,18(2):81-86.

[53]满春霞,邹武捷,杨淑苹,等.麻醉药品和精神药品管制研究IV:我国麻醉药品和精神药品的管制历程与现状[J].中国药房,2017,28(1):18-22.

[54]陈鸣.中国麻醉药品管理历史沿革及医疗机构麻醉药品管理[J].中国医院药学杂志,2015,35(5):375-379.